André und Heidi Maria Jordan

Hypnose

—

Seele trifft Verstand

spannende Fälle aus der Praxis

„Der Verstand kann uns sagen, was wir unterlassen sollen, aber das Herz kann uns sagen, was wir tun müssen.“

Joseph Joubert (1754 - 1824)

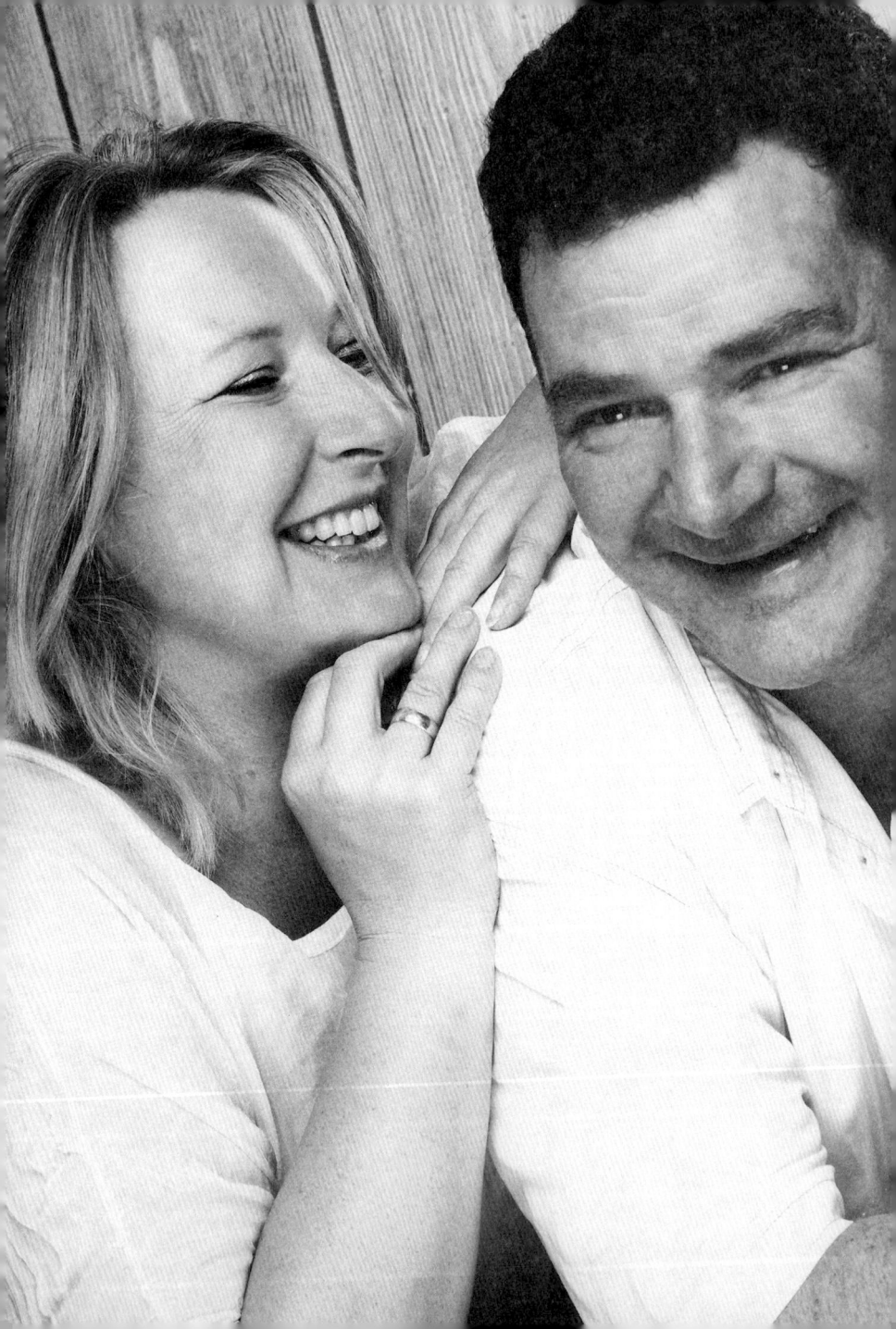

Vorwort

Wenn man das Gefühl hat, etwas Wunderbares entdeckt zu haben, dann ist der Wunsch groß, es alle wissen zu lassen. Was nützt die beste Erfindung, wenn es erstens niemand erfährt, dass es sie gibt und zweitens, dass sie sehr nützlich sein kann. Wir haben so etwas „entdeckt" und wollen, dass möglichst alle Menschen, die in ihrem Leben noch Entwicklungspotenzial fühlen, die spüren, dass sie noch nicht das Leben leben, dass sie sich wünschen, unsere „Entdeckung" kennen.

Wir haben die Hypnose weiterentwickelt.

Wir haben bemerkt, dass Hypnose als Intervention bei Krisen oder Lebensfragen eines der phantastischsten Mittel im Bereich der Kurzzeittherapie ist und mit zunehmenden Interesse in ihrer Anwendung an Qualität verliert. Wir wollen mit IntuTrance - intuitiver Hypnose einen professionellen und qualitativ hochwertigen Umgang lehren und zeigen, dass die reine Beherrschung der Technik für eine Therapie mit Hypnose nicht ausreichend ist.

Wir erzählen Ihnen von den Anfängen intuitiver Hypnose und von spannenden Fällen aus unserem Praxisalltag mit oft überraschenden Lösungen. Die Namen der Klienten haben wir aus verständlichen Gründen geändert.

Wir hoffen, dass Sie mit dieser Lektüre einen Eindruck von IntuTrance - intuitiver Hypnose erhalten und diese Methode vielleicht für sich persönlich als Weg entdecken.

Wir wünschen Ihnen viel Freude beim Eintauchen in die Welt der Hypnose!

Herzlichst,
André & Heidi Maria Jordan

Impressum

André & Heidi Maria Jordan
Lindenstrasse 2, 86420 Diedorf
Tel. 08238 5082940
eMail: info@jordan-hypnose.de
www.intuitive-hypnose.de
www.psychoonkologisch.de

ISBN - 978-3-00-050866-0

© André & Heidi Maria Jordan, Jordan-Verlag, 2015, Diedorf

Illustration und Layout: HeuschneiderPlatzer OG, Wiener Neustadt
Druck: Offsetdruckerei Pohland, Augsburg
Lektorat: Birgit Weilguni, textor.at
Fotos: Julia Kraus
      Franz Heuschneider
      Studioline Photographie
      Heidi Maria Jordan

Inhaltsverzeichnis

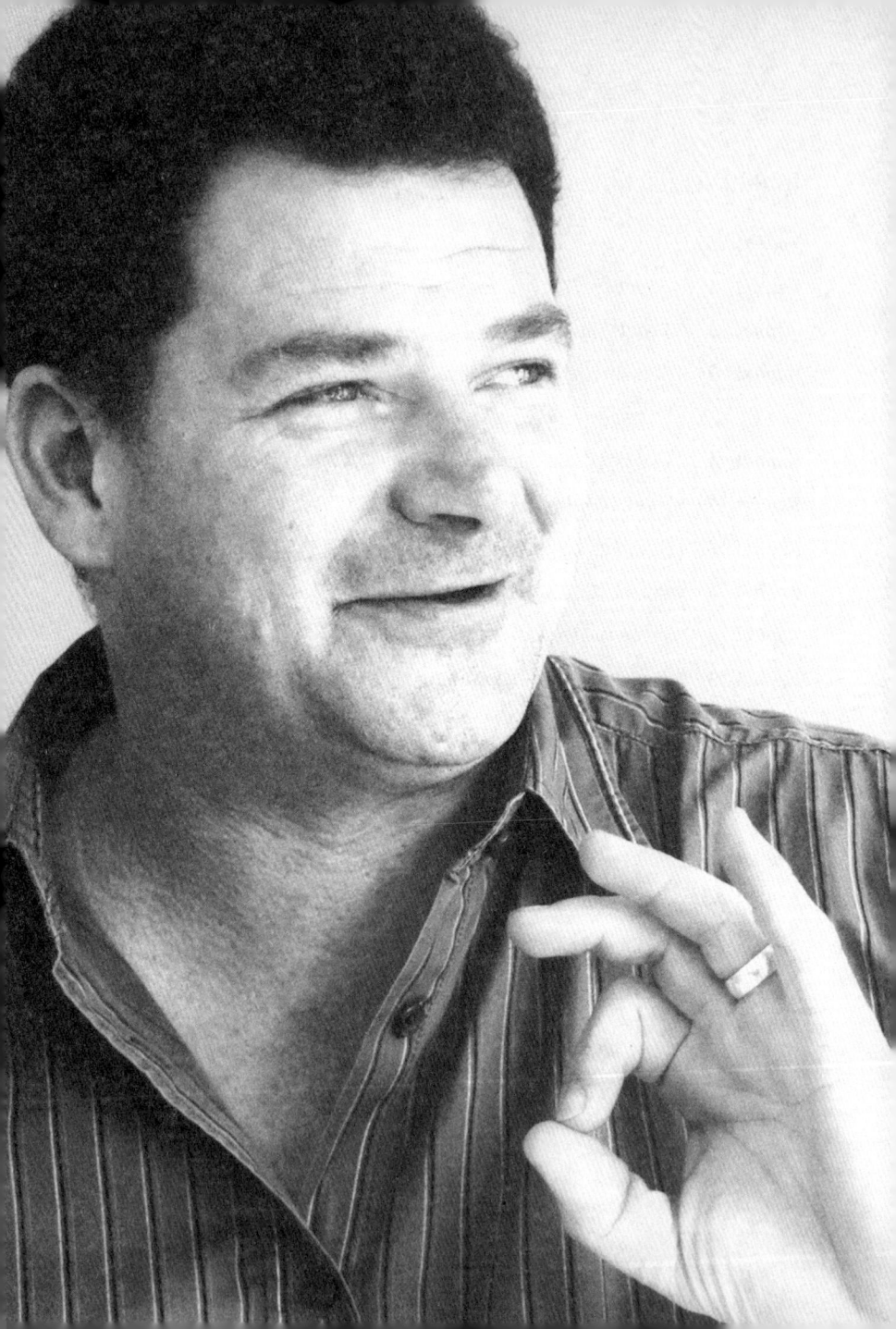

Kapitel 1

Hypnose

Wie oft stoßen wir im Erstkontakt mit den Menschen, die sich für eine Hypnosetherapie oder ein Coaching interessieren, auf die Vorstellung, dass der Hypnotiseur einmal in die Finger schnippt, man dann „weg" ist und wenn er die Zahl „drei" ausgesprochen hat, ist man wieder wach und die Welt in Ordnung. Man erinnert sich an nichts, gehört ab sofort zu den Nichtrauchern oder ist jetzt schlank. Das ist natürlich etwas übertrieben. Dennoch sind die meisten Menschen davon überzeugt, dass Hypnose etwas „Geheimnisvolles" oder gar „Mystisches" sei. In der Hypnosetherapie - oder im Coaching, wie wir sie verstehen – räumen wir zunächst mit diesen „Vorurteilen" auf. Wir möchten, dass die Klienten wissen, dass Showhypnose nichts mit Hypnosetherapie und schon gar nichts mit IntuTrance gemeinsam hat. Allzu verbreitet ist die Überzeugung, dass Hypnose mit Schlaf gleichzusetzen sei. Die Erklärung dafür liegt auf der Hand. Der Begriff „hypnos" entstammt dem Griechischen und bedeutet tatsächlich „Schlaf". Der Wunsch, einfach zu schlafen und während dieser Zeit werde der Konflikt von selbst gelöst, ist so verlockend wie nachvollziehbar. Manchmal setzen Menschen so viel Hoffnung in die Hypnose, dass sie aufgrund der irrtümlichen Annahmen darüber erst einmal enttäuscht sind, wenn wir deutlich machen, dass Hypnose nicht zaubern kann. Allerdings können wir mithilfe der Hypnose und insbesondere IntuTrance viel tun, um der Ursache für den Leidensdruck auf die Schliche zu kommen. Schnell wird den Klienten dann klar, dass Therapie wenig mit Entspannung zu tun hat, sondern dass die Auseinandersetzung mit dem Konflikt und die Ursachenforschung mit Anstrengung und oft überwältigenden Emotionen verbunden sind. Die Aussicht auf Erleichterung, das Gefühl, wieder „ganz" zu sein, sich wieder zu spüren oder eben den Konflikt gelöst zu haben, ist dann die Belohnung. Für uns beschreibt am besten der Begriff „Monoideismus" den Zustand der Hypnose: Konzentration auf eine vorstellbare Sache oder einen Gedanken. Dabei verlieren alle anderen Gedanken und Begebenheiten an Präsenz und Dominanz.

Nach neuesten wissenschaftlichen Erkenntnissen werden im Wachzustand etwa 87 % der „Rechenleistung" des menschlichen Gehirns für die Verarbeitung visueller Reize genutzt. Wenn der Klient während der Trance die Augen geschlossen hat, müssen keine externen visuellen Reize mehr verarbeitet werden. Der Klient richtet seine Aufmerksamkeit und volle Konzentration nach innen und hat 100 % der „Rechenleistung" für seine eigenen Bilder, Gefühle und eine intensive Wahrnehmung zur Verfügung.

Ein schönes Beispiel, um Klienten die Hypnose zu erklären, benutzt eine unserer ehemaligen Seminarteilnehmerinnen. Sie nimmt eine Taschenlampe und leuchtet auf eine verdunkelte Wand. Die Wand wird hell, der Klient kann alles gut erkennen. Dann geht sie mit der Taschenlampe näher an die Wand. Der Lichtkegel verkleinert sich, er beleuchtet weniger Fläche, die dafür aber umso heller! Dieses Phänomen ist mit dem hypnotischen Zustand vergleichbar. Unwichtiges wird während der Trance ausgeblendet. Es ist selbstverständlich noch vorhanden, hat aber aktuell keine Relevanz. Die Aufmerksamkeit und der Fokus sind ausschließlich auf das Thema gerichtet, das im Inneren beleuchtet wird. Daher verwenden wir auch gerne einfach die Definition:

„Hypnose ist eine Verschiebung der Aufmerksamkeit auf einen Punkt."

Wie machen wir das am besten den Klienten klar? Damals, in den Anfängen unserer Erfahrungen als Therapeuten, klärten wir im Erstgespräch, bei der sogenannten Anamnese, den Klienten über die Vorteile und Wirkungsweise der Hypnose auf. Im Klartext: Wir sagten ihm, was Hypnose ist und was auf keinen Fall. Aufgrund von Kopfnicken und verbalen Verständnisformulierungen gingen wir natürlich davon aus, dass der Klient das auch verstanden hatte. Umso überraschter waren wir dann, wenn der Klient zum Ende der Hypnose Sätze sagte wie „Das war Hypnose? Ich war doch gar nicht weg!", oder die Meinung vertrat, all das hätte er auch dem besten Freund bei einem Glas Bier oder der besten Freundin beim Kaffee erzählen können. Nicht selten überprüften wir unsere Vorgehensweise und kamen zu dem Ergebnis, dass wir alles „ordnungsgemäß" durchgeführt hatten. An der Technik konnte es also nicht liegen! Sicherlich ist vielen an dieser Stelle schon klar, dass wir, um Wissen langfristig zu integrieren, die Information wiederholen müssen und sie möglichst über viele Sinneskanäle aufgenommen werden sollte. Ein Appell an den Verstand reicht nicht aus, um die Erwartungshaltung des Klienten zu beeinflussen. Deshalb ist es notwendig, ihn Hypnose gefühlsmäßig erleben zu lassen. Die Hypnose arbeitet daher mit sogenannten „Convincern". Das sind für den Klienten bewusst erlebbare kleine hypnotische Übungen, die ihn zu der Erkenntnis gelangen lassen, dass er sich niemals während der Hypnose willenlos, machtlos oder ausgeliefert fühlen wird, die ihn überzeugen, dass er ganz natürlich hypnotisierbar ist und jederzeit die Kontrolle über das Geschehen hat. Erst, wenn die Vorbehalte gegenüber der Hypnose abgebaut und einer positiven

Überraschung gewichen sind, kann der Klient sich fallenlassen. Wenn der Therapeut oder Coach nun noch in der Lage war, einen echten Kontakt auf Augenhöhe aufzubauen, steht einem guten Vertrauensverhältnis nichts mehr im Wege. Der größte Feind einer funktionierenden Hypnosesitzung ist die Erwartungshaltung des Klienten, das heißt, wenn er glaubt zu wissen, was passieren muss, damit es eine Hypnose war. Deshalb sind Convincer wichtige Instrumente und sollten nie unterschätzt werden. Convincer sind auch ein wunderbares Mittel, um dem Klienten die eigene Kompetenz zu demonstrieren. Wichtig dabei ist immer, den Klienten nicht aus dem Fokus zu verlieren, ihn spüren zu lassen, dass es um ihn und sein Unterbewusstsein geht und dass alle Kompetenzen, die wir zur Lösung seines Konfliktes benötigen, bereits in ihm schlummern. Unsere Aufgabe als IntuTrance-Therapeut oder -Coach ist es dabei, dem Klienten Orientierung zu geben, ihm unsere Augen und Sinne zu leihen, damit er eigene Erkenntnisse für sich und über sein Leben erhalten kann.

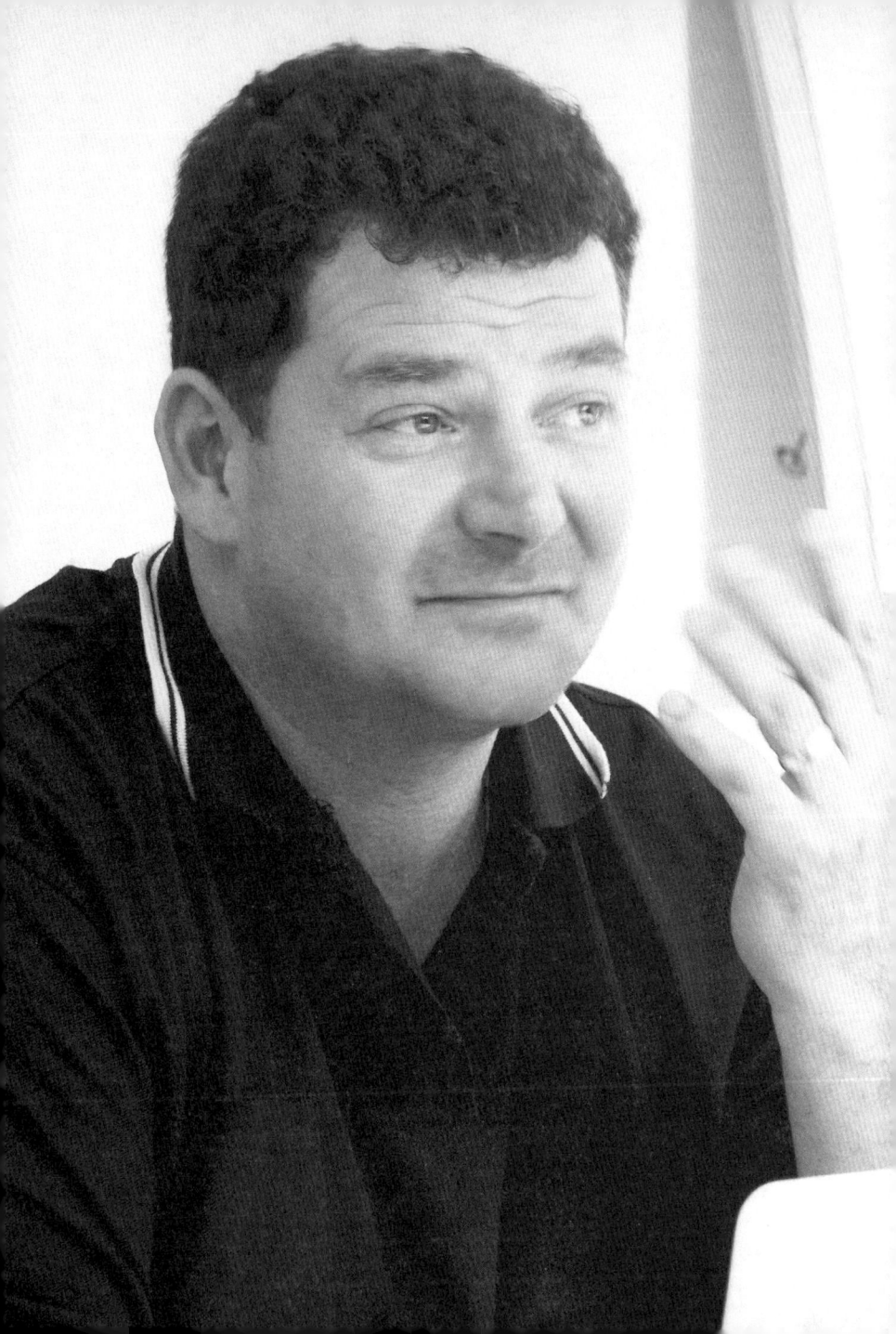

Kapitel 2

Renate: Bulimie

Zu mir, André, kommt Renate in die Praxis, eine 34-jährige Mutter von zwei Kindern. Sie leidet ihrer Angabe nach seit 17 Jahren unter Bulimie. Bereits beim Öffnen der Tür nehme ich durch ihre zurückhaltende Art, ihren vorsichtigen Händedruck und die eher schüchtern wirkenden Blicke ihre Unsicherheit wahr. Ich begrüße sie wie jeden meiner Klienten mit den Worten: „Schön, dass Sie da sind!". Warum? Weil ich mich wirklich freue und aufrichtig neugierig auf diesen Menschen bin! Ich biete ihr einen Platz im Therapieraum an, den sie sich aussuchen darf, frage, ob sie etwas trinken möchte, Wasser, Tee oder Kaffee (ja, auch Kaffee!). Wasser genüge ihr. Ich verlasse den Raum, hole ein Glas gekühltes Wasser für sie und mich und gebe ihr den Anamnesebogen in die Hand, mit der Bitte ihn auszufüllen. Wenig überrascht greift sie nach dem Kugelschreiber und ich sage: „Ich bin gleich wieder bei Ihnen." In meiner kurzen Abwesenheit kann sie in Ruhe die Fragen ausfüllen, ohne sich unter Druck gesetzt zu fühlen. Außerdem hat sie die Möglichkeit, erst einmal anzukommen, den Raum auf sich wirken zu lassen und ein wenig der unaufdringlichen Musik im Hintergrund zu lauschen. Als ich wieder den Raum betrete, sehe ich, dass sie zwar immer noch angespannt wirkt, sich ihre Gesichtszüge aber merklich entspannt haben – gute Voraussetzungen, um mit dem Vorgespräch zu beginnen.

Ich setze mich ihr gegenüber. Während sie mir den ausgefüllten und unterschriebenen Anamnesebogen überreicht, frage ich sie, wie sie auf Hypnose gekommen sei. „Sie sind mir empfohlen worden.

Ich habe schon länger im Internet nach Alternativen zu einer stationären Therapie gesucht und bin dabei eher zufällig auf die Hypnose gestoßen."

Ich überfliege den Anamnesebogen, um eventuell Angaben für eine Kontraindikation, also Krankheiten, Süchte oder Leiden, zu finden, die eine Hypnosebehandlung ausschließen. Dies können zum Beispiel eine Herzschwäche, zu niedriger Blutdruck, Epilepsie oder Schwangerschaft sein. Auch Menschen mit geistigen oder genetisch veranlagten Behinderungen oder mit psychischen Erkrankungen darf ich als Heilpraktiker für Psychotherapie nicht behandeln. Dies ist nicht der Fall. Zudem gibt sie an, keine suizidalen Gedanken zu haben oder schon einmal einen Selbstmordversuch unternommen zu haben. Als Grund ihres Besuches gibt sie einfach „Bulimie" an.

„Danke für das Ausfüllen des Fragebogens. Eine Frage habe ich noch. Sind Sie zurzeit in psychotherapeutischer oder psychologischer Behandlung?"
„Nein, ich hatte vor Jahren einmal eine Verhaltenstherapie. Die hat mir auch sehr geholfen. Ich konnte dann eine ganze Zeit lang besser damit umgehen. Aber im Moment habe ich einfach keine Kraft, das Erbrechen aufzuhalten. Ich nehme es mir zwar immer wieder vor, es nicht zu tun, aber es ist wie ein Automatismus – vielleicht damit vergleichbar, wenn man mit dem Rauchen aufhören will. Man weiß, dass man es nicht tun sollte, und trotzdem zündet man sich die nächste an.
Ich wollte eigentlich auch eine ambulante Therapie wiederholen, aber es gibt einfach keinen freien Therapieplatz! Erst in einem halben Jahr. Die einzige Alternative ist, dass ich mich in die Klinik einweisen lasse, wenn es zu schlimm wird. Aber das will ich

nicht! Ich habe zwei Kinder. Eigentlich will ich ja nur wieder zurechtkommen!"

„Hört sich so an, als sei Hypnose für Sie wie eine Art ‚letzter Ausweg'."

„Ja, irgendwie schon, meine ganzen Hoffnungen sind damit verbunden."

Sie macht auf mich einen verzweifelten Eindruck. Und ich nehme wahr, dass sie Vertrauen zu mir aufbaut: Ihre Körperhaltung entspannt sich mehr, sie sitzt mir zugewandt und offen gegenüber, ihr Blick ist ruhiger geworden. Ihre Unsicherheit oder Aufregung ist dennoch spürbar. Ich frage sie: „Wenn ich Sie richtig verstanden habe, ist das Ihre erste Hypnosesitzung, oder?"

„Ja."

„Was glauben Sie denn, was jetzt gleich hier passieren wird?"

Wie so oft schaue ich in ein überraschtes Gesicht.

Sie sucht nach Worten.

„Naja, ich weiß auch nicht so wirklich, was gleich passiert, ich kenne Hypnose ja nur aus dem Fernsehen! Ich nehme mal an, ich lege mich gleich hier auf die Liege und dann schnippen Sie mit dem Finger. Wenn ich wieder aufwache, dann..." Sie lächelt etwas unbeholfen und bricht den Satz ab. „Ich erzähle Ihnen aber nicht meine ganzen Geheimnisse, oder? Außerdem weiß ich gar nicht, ob ich überhaupt hypnotisierbar bin." Das war das Unbehagen, das den Erfolg unserer Sitzung sabotiert hätte. „Schön, dass Sie das ansprechen. Da geht es Ihnen wie den meisten meiner Klienten, die zum ersten Mal zu mir in die Praxis kommen." Ich erzähle ihr, wie anfangs beschrieben, dass die Hypnose sie nicht ihres Verstandes beraubt. Aber wie war das? Wissen bleibt langfristig erhalten, wenn man es nicht nur hört, sondern auch erlebt?

Ich sage: „Ich könnte Ihnen jetzt stundenlang erklären, was

Hypnose ist oder nicht ist. Und vermutlich hätten Sie nach meiner Erklärung immer noch die eine oder andere Frage. Haben Sie Lust, einmal etwas auszuprobieren?" Dabei strecke ich ihr lächelnd meine Hand entgegen und stehe auf. Sie nimmt meine Hand und lächelt zurück. Ihr Händedruck hat an Kraft gewonnen im Vergleich zu der Begrüßungssituation – ein Zeichen dafür, dass sie sich sicherer fühlt.

Wir gehen in den größeren Seminarraum. Ich bitte sie, sich links neben mich zustellen. Das macht sie. Dass sie meiner Bitte folgt, zeigt, dass sie innerlich zustimmt, sie hat nonverbal das erste Mal „ja" gesagt. „Füße bitte zusammen!" Sie macht es. Das zweite „Ja". „Super. Darf ich Sie gleich an der Schulter berühren?" „Ja, kein Problem", ist ihre Antwort. „Ja" Nummer drei. „Okay, kann es losgehen?" Es folgt das vierte „Ja". „Prima! Dann heben Sie einmal Ihren Arm, strecken ihn aus und zeigen mit dem rechten Zeigefinger auf einen Punkt, der geradeaus vor Ihnen an der Wand liegt." Sie macht es. Das fünfte „Ja", erteilt durch innerliche Zustimmung. „Gut! Bitte drehen Sie sich nach rechts um die eigene Achse, wobei die Füße in der jetzigen Position verbleiben. Drehen Sie sich einfach so weit, wie Sie kommen, ohne dass es zwickt oder zwackt, und merken Sie sich den Punkt, auf den ihr Zeigefinger dann zeigt." Renate dreht sich, wie beschrieben, und nickt, als ich sie frage, ob dies auch wirklich der hinterste Punkt sei. Weiter könne sie sich nicht drehen. „Gut. Dann kehren Sie jetzt in die Ausgangsposition zurück und schließen die Augen." Ich berühre sie an der Schulter und Renate schließt die Augen. Nun bitte ich sie, sich den gleichen Bewegungsablauf, wie eben durchgeführt, vor ihrem inneren Auge vorzustellen – nur, dass er sich diesmal viel leichter anfühlen wird: wie sie den Arm ausstreckt, den Punkt auf der geradeaus liegenden Wand fixiert und sich dreht. Dabei fordere ich sie auf sich vorzustellen, wie sie sich noch viel weiter, viel, viel weiter drehen würde, vielleicht sogar um die eigene Achse, wie ein Kran oder eine Eule, die mit Leichtigkeit ihren Kopf fast einmal um 360 Grad drehen kann. Viel leichter und weiter. Leichter und weiter. Ganz einfach. „Wenn Sie den hintersten Punkt in Ihrer Vorstellung erreicht haben, dann kommen Sie in Gedanken wieder in die Ausgangsposition zurück, lassen den Arm sinken und öffnen Ihre Augen.“ Renate dreht sich langsam zurück und schaut mich an. Jetzt bitte ich sie, die gleiche Bewegung, so wie sie sich diese gerade vorgestellt hat, wirklich durchzuführen. Sie hebt den Arm, streckt ihn aus und dreht sich. Viel weiter. So deutlich weiter, dass sie begeistert „Das gibt es ja nicht!“ ausruft. Das erste Mal in unserem Kontakt sehe ich ein echtes Lachen auf ihrem Gesicht. Keine Anspannung mehr. „Na? Wie war das für Sie? Hätten Sie das gedacht?“, frage ich sie. „Auf gar keinen Fall!“

Ich frage weiter: „Haben Sie sich willenlos, machtlos oder ausgeliefert gefühlt?“ Sie schüttelt den Kopf. „Oder mir die Geheimzahl Ihrer Kreditkarte verraten?“ Wieder echtes Lachen, während sie noch heftiger den Kopf schüttelt.

„Genau das passiert jetzt. Das ist Hypnose. Kein Schlaf, keine Entspannung, keine Zauberei. Sie behalten die Kontrolle, können jederzeit mit mir reden, sind immer da und werden sich auch an alles erinnern. Sollen wir weitermachen und uns jetzt Ihres Themas Bulimie annehmen?“ Diesmal nickt sie und das Lächeln hat den Platz der Verzweiflung in ihrem Gesicht eingenommen.

Das war der erste Convincer. Ich habe ein gutes Gefühl bei dieser Klientin. Allein die Tatsache, dass sie fünfmal hintereinander „ja“ sagte zu Beginn dieser kleinen Übung, erhöht die Wahrscheinlichkeit, dass auch jede weitere Antwort, die ich ihr abverlange, positiv sein wird. Nicht inhaltlich - das bedeutet nur, dass sie die Bereitschaft hat, auf meine Fragen zu antworten. Im NLP, dem Neurolinguistischen Programmieren, wird dies „Ja-Straße" genannt. Sie fördert den Kontaktaufbau und das Vertrauen zwischen einander. In der Therapie nennen wir diesen vertrauensvollen Kontakt „Rapport". Ein guter Rapport ist die halbe Miete. Das heißt, für eine erfolgreiche Hypnosesitzung ist ein guter Rapport zum Klienten entscheidend für den weiteren Verlauf. Rapport ist auch etwas, was die ganze Zeit gepflegt werden muss wie ein kleines Pflänzchen. Wenn wir Rapport schon mit botanischen Metaphern bedenken, entspräche wohl eher die Mimose seinem Charakter. Rapport kann auch schnell durch etwas gestört werden: durch Geräusche, Gerüche, aber vor allem durch die Vorgehensweise des Therapeuten. Klienten sind sehr empfindsam und sensibel und haben erfahrungsgemäß ein gutes Gespür dafür, ob man ihnen gegenüber authentisch ist oder nicht. Das ist ein entscheidendes Thema, dem wir in den IntuTrance-Ausbildungen ganz besondere Aufmerksamkeit schenken.

Zurück zu Renate. „Renate, Sie sagten vorhin, dass Sie nicht wüssten, ob Sie überhaupt hypnotisierbar seien. Im nächsten Schritt kann ich Ihnen jetzt schon zeigen, dass Ihr Unterbewusstsein und ich schon ein richtig gutes Team sind. Haben Sie Lust?" Natürlich hat sie. Es folgt ein zweiter Convincer.
Ich stelle mich hinter Renate, lege ihr meine Hände auf die Schulterblätter ohne sie festzuhalten und bitte Sie, sich nach hinten fallen zu lassen. Sie macht es ohne zu zögern. Ich gebe ihr Halt. „Sie merken, ich halte Sie, es kann Ihnen nichts passieren." Das ist wichtig für sie. Wer sich unsicher fühlt, braucht Sicherheit. Als Nächstes bitte ich sie, in den Kontakt ihrer Schulterblätter und meiner Hände hineinzuspüren. „Stellen Sie sich einmal vor, wie eine ganz starke Verbindung zwischen Ihren Schultern und meinen Händen

besteht, eine ganz starke Verbindung." Renate ist konzentriert. „Wenn ich jetzt meine Hände langsam nach hinten bewege, spüren Sie einen Sog, der immer stärker und stärker wird..." Ich habe die Worte noch nicht ganz ausgesprochen, als Renate schon nach hinten kippt. Aber ich halte sie. Sie ist ganz verwundert. „Renate, ich lege jetzt meine Hände nur vor Ihre Schulter, das heißt, ich berühre Sie nicht. Und wenn ich irgendwann meine Hände wieder nach hinten bewege, spüren Sie wieder den starken Sog, der Sie nach hinten fallen lässt." Obwohl Renate nicht wissen kann, wann ich meine Hände langsam nach hinten bewege, spürt sie dennoch im gleichen Moment diesen Sog. Wieder halte ich sie fest, bevor sie richtig fallen und sich verletzen könnte. „Wie finden Sie das?" Renate antwortet: „Das ist unglaublich! Ich habe es wirklich gespürt!" Ich lobe sie, wie gut sie das macht, und sie nickt zustimmend, als ich behaupte, dass ihr Unterbewusstsein jetzt bereit ist, sich ihrem Thema zu widmen. „Haben Sie noch eine Frage, ist etwas unklar?" Sie verneint. Sie will jetzt, dass es endlich losgeht. Die Anspannung durch Unsicherheit ist einer neugierigen Ungeduld gewichen. Ich freue mich. Jetzt kann es losgehen.

Wie Renate richtig vermutet hat, darf sie sich auf die Liege legen. Ich bitte sie, es sich so bequem wie möglich zu machen, und sie deckt sich mit der Decke zu. Ich frage sie, ob es für sie in Ordnung wäre, wenn ich sie während der Hypnose mit dem persönlichen Du anspreche. Sie hat nichts dagegen. Nachdem sie zu Beginn ängstlich war, nehme ich mir auch bei der Induktion, der Einleitung in die Hypnose, Zeit. Ich lasse sie auf die Spitze meines Kugelschreibers schauen, der an die Decke zeigt und bitte sie, ab sofort nicht mehr zu blinzeln. Es fällt ihr schwer, dies nicht zu tun. Kurze Zeit später blinzelt sie nicht mehr, ihr Blick wird starr geradeaus gerichtet, während ich sie immer weiter ermuntere, auf die Kugelschreiberspitze zu sehen. Dann sage ich ihr, dass, wenn sie möchte, sie nun die Augen schließen darf, um ganz tief zu sinken. „Sink tiefer und tiefer, erlaube dir, noch tiefer zu sinken, weil es dein Wunsch ist, hier und heute Ruhe und Gelassenheit in deinen Körper und deinen Geist einkehren zu lassen." Während ich meine Worte wiederhole, Renates Aufmerksamkeit mal auf ihre Atmung, dann auf ihren Körper lenke, bemerke ich die ersten Trancezeichen: Ihre Augenlider beginnen zu flattern, sie schluckt vermehrt und es bilden sich rötliche Flecken auf ihrer Haut. „Sehr gut." Renate befindet sich nun in einer mittleren Trance.

„Okay, ich bitte dich nun, dich einmal an ein schönes Ereignis, eine schöne Situation in deinem Leben zu erinnern, als es dir richtig gut ging."

Renates geschlossene Augen wandern hin und her - wie bei einem REM-Schlaf, während man träumt.

„Ich bin im Skiurlaub mit meinen Eltern, in Österreich."

„Erzähle mal, wer ist noch da?"

„Meine Mutter und meine Großmutter."

Ich nehme in ihrem Gesicht eine deutliche Freude wahr, ihr gesamter Körper wirkt entspannt.

„Versuche einmal, deine Gefühle so genau wie möglich zu beschreiben. Vielleicht nimmst du sie ja irgendwo in deinem Körper wahr. Vielleicht ist etwas anders als vorher."

„Ich habe so ein leichtes Gefühl im Brustkorb, außerdem tut mir gar nichts weh." Von Schmerzen hat Renate im Vorgespräch nichts erwähnt. Spannend!

„Wenn du mir mal erklären wolltest und einmal genau hineinspüren würdest... Was genau ist denn so schön an dem Urlaub?"

„Es fühlt sich irgendwie unbeschwert an. Niemand will etwas von mir und es gibt nichts, was ich falsch machen kann. Und das Schönste ist, mein Stiefvater ist nicht dabei."

„Dann tauche noch einmal ganz ein, in dieses unbeschwerte, freie Gefühl. Vielleicht ist es ja auch eine Art Leichtigkeit... Genieße das Gefühl, dass keiner etwas von dir will und du - wenn meine Worte für dich passen - einfach sein darfst...“

„Ja, einfach sein dürfen. Das fühlt sich gut an.“

Ich biete ihr an, dieses positive Gefühl mit allen Nuancen zu verankern, damit sie sich in Zukunft, wann immer sie möchte, in Sekundenschnelle in diese Gefühlserinnerung bringen kann. Renate nimmt das Angebot gerne an. Wann immer sie jetzt den Zeigefinger und den Daumen der linken Hand zusammendrückt, wird sie sich an dieses schöne Gefühl erinnern. Das kann sie nutzen, wenn sie sich unwohl oder unsicher fühlt oder wann immer sie möchte.

„Renate, jetzt bist du ja nicht zu mir gekommen, um in schönen Erinnerungen zu schwelgen. Erzähle doch bitte noch einmal, was der Grund deines Besuches heute ist.“

„Ich bin hier, weil ich unter Bulimie leide und nicht so weiterleben will.“

„Erzähle mal von einer Situation, in der du dich erbrichst. Beschreibe mal: Isst du erst ganz viel und erbrichst dann oder muss ich mir das anders vorstellen?“

Renate bekommt nun die Möglichkeit, von ihrem Leidensdruck zu berichten. Wir schweigen erst einmal. Dann holt sie körperlich sichtlich angespannt Luft und erzählt: „Eine Situation ist zum Beispiel am Arbeitsplatz. Ich fühle mich oft so unter Druck gesetzt. Überhaupt stresst mich die Situation dort sehr. Ich habe immer das Gefühl, alles falsch zu machen.“ Ihr ganzer Körper ist jetzt sehr angespannt, ihre Gesichtszüge wechseln zwischen Verzweiflung und Resignation.

„Das klingt nach einer Situation, unter der du sehr zu leiden hast.

Erzähle weiter." Ich signalisiere ihr Verständnis.

„Dann verspüre ich diesen schrecklichen Impuls, mich übergeben zu müssen. Und ich kann dann auch nichts dagegen machen. Ich habe mir schon hundertmal geschworen, ihm zu widerstehen, aber ich habe keine Chance."

„Das hört sich an, als habe dieser Impuls Macht und Kontrolle über dich – oder wie siehst du das?"

Die Antwort kommt prompt: „Ja, genau."

„Ist der Druck, der dieses Erbrechen in der Situation verursacht hat, denn dann weg? Oder verspürst du ihn dann immer noch irgendwo?"

Renate spürt kurz in sich hinein. „Ja, eine kurze Erleichterung nehme ich schon wahr, nur hält die nicht lange. Ich habe das Gefühl, dass nach einer kurzen Zeit alles wieder von vorne beginnt."

„Das hört sich wie ein Teufelskreis an. Fühlst du dich für das Erbrechen an sich verantwortlich?"

„Ja, klar."

„Okay, wenn du es wie in deinem Beispiel wieder einmal nicht schaffst, obwohl du es dir, wie du sagtest, schon hundertmal geschworen hast, es nicht zu tun... Verspürst du dann so etwas wie Schuld oder ein schlechtes Gewissen? Oder würdest du es ganz anders beschreiben?"

„Das ist eindeutig. Ich fühle mich furchtbar schuldig. Und das schlechte Gewissen begleitet mich ständig!"

„Ich fasse einmal zusammen und spüre einmal hinein, ob ich dich bis jetzt richtig verstanden habe. Du bist förmlich gezwungen zu erbrechen, weil du dem Impuls nicht widerstehen kannst, egal was du machst. Und ich nehme einmal an, dass du schon viel ausprobiert hast, oder?" Renate nickt. „Auch da machst du scheinbar alles falsch. Und dann bist du auch noch schuld an der Situation, wie es dir geht. Ist das so?"

Renate kommt ins Grübeln. Sie merkt, dass hier etwas nicht stimmen kann. Wie kann sie an etwas schuld sein, dem sie hilflos ausgeliefert ist?

„Hm, ja, irgendwie schon. Ich kann das nicht erklären." Ich beruhige Renate und sage ihr, dass das auch gar nicht nötig sei. „Gab es eine Situation in der Vergangenheit, in der du dich ähnlich gefühlt hast? Vielleicht sogar genauso?"

„Als ich ein Teenager war, hatte ich oft regelrechte Migräneattacken. Da musste ich mich auch ständig übergeben."

„Was hast du dagegen unternommen? Bist du zum Arzt gegangen? Gehe einmal in so eine Situation, als du als Teenager, vielleicht bist du 15 oder 16 Jahre alt, plötzlich Migräne bekommst. Tauche einmal ganz tief in die Situation ein."

Renate fasst sich an die Stirn. Scheinbar nimmt sie gerade die Erinnerung an den Kopfschmerz wahr. Ich frage sie: „Geht es? Könnte es sein, dass du gerade Kopfweh hast?"

„Ja, irgendwie schon, ist aber nicht so schlimm." Gut. Ich lasse sie in der Situation. „Beschreibe mal, was gerade passiert!"

„Ich sehe meine Mutter. Sie kümmert sich um mich, nachdem ich mich gerade übergeben musste."

„Wie fühlt sich das für dich an?"

„Wunderbar. Das habe ich mir immer gewünscht. Sie ist da für mich und schenkt mir ihre Aufmerksamkeit." Die ersten Tränen kullern Renate über das Gesicht. Ich gebe ihr ein Taschentuch, die Augen hat sie weiterhin geschlossen.

„Okay. Dir geht es also richtig schlecht, du musst dich übergeben und dann ist da auf einmal die Mama, die dir hilft. Das klingt gut, richtig liebevoll. Hast Du das Gefühl, das ist immer so? Oder wie würdest du es beschreiben?"

Renate braucht Zeit zum Antworten. Ich habe Geduld.

„Hm, immer so... Es ist immer so, wenn ich krank bin. Sonst ist sie nicht für mich da."

„Könnte es sein, dass du deine Mutter vermisst?"

„Ja, vermisst. Ich vermisse meine Mutter, ihre Liebe."

„Verstehe ich dich richtig, dass immer, wenn du Migräne hast und erbrichst, deine Mutter da ist und dir Aufmerksamkeit schenkt, indem sie sich liebevoll um dich kümmert, was sie sonst nicht tut?"

„Ja, so ist das."

„Dann hatte damals dein Erbrechen ja irgendwie etwas Positives, trotz der lästigen Schmerzen, oder?"

„Ja, ich war meiner Mutter näher." Wie sehr das Thema Renate belastet, kann ich an ihren Tränen erkennen.

„Weißt du, Renate, in der Psychotherapie nennt man so etwas ‚Sekundärgewinn'. Das ist nichts, was man bewusst macht. Kannst du dir vorstellen, dass es für dich keinen Grund gegeben hat, mit dem Erbrechen aufzuhören?"

Renate schluckt. „Nee, aufhören wäre nicht gut gewesen. Dann hätte ich ja gar keine Liebe bekommen!" Diese Stelle merke ich mir für einen späteren Zeitpunkt in unserer Sitzung. Das ist eine weitere wichtige Erkenntnis für Renate von Renate.

„Okay, gehe noch einen Schritt weiter in deiner Vergangenheit zurück."

Wieder lasse ich Renate Zeit. „Versuche, dich nicht krampfhaft zu erinnern. Nimm einfach wahr, ob es im Körper etwas gibt, was sich ändert, vielleicht verspürst du ein Kribbeln oder etwas fühlt sich warm oder kalt an. Vielleicht erinnerst du dich an einen Geruch oder an ein Bild... Nimm einfach einmal wahr."

Kaum ausgesprochen, spannt sich ihr Körper noch mehr an. Ihre Hände ballen sich zu Fäusten. Ihre Atmung wird schwerer. Zeit, sie zu fragen, was sie sieht – oder besser, was sie wahrnimmt.

Sie ist etwa sechs Jahre alt, als ihr Vater sie unvermittelt und ohne jede Vorwarnung in den Schwitzkasten nimmt. Der Vater hat ein Päckchen Schlaftabletten in der Hand und schreit ihre Mutter an: „Ich hasse dieses Kind! Irgendwann werde ich sie vergiften, das garantiere ich dir!" Die Mutter weint bitterlich, sieht dem Geschehen aber tatenlos zu. Sie unternimmt nichts, um ihrer Tochter zu helfen und sie aus dem schmerzhaften Griff des Vaters zu befreien.

Renate schildert sofort eine zweite Situation mit dem Vater. Diesmal misshandelt der gewalttätige Vater Renates Mutter. Es geht dabei um eine Kleinigkeit: Ein Knopf an seinem Hemd fehlt. Sie gibt an, dass das häufiger vorgekommen sei. Er suche immer die Verantwortung bei anderen und dann bestraft er sie durch körperliche Gewalt.

„Das klingt alles sehr heftig. Wenn ich mir das vorstelle – ich glaube, ich wäre die ganze Zeit in Alarmbereitschaft. Ständige Präsenz und kontinuierlich in dem Druck, aufpassen und die Situation kontrollieren zu müssen, damit ich das Gefühl hätte, die Gefahr rechtzeitig erkennen zu können, um zu reagieren."

„Ja, ich war auch immer in Alarmbereitschaft und irgendwie bin ich das heute ja auch noch."

„Erzähl einmal, ob dir etwas einfällt, was du vielleicht unternommen haben könntest, um dieser Gefahr, die da lauert, zu entgehen."

Die Augen rollen wieder heftig hin und her, ein gutes Zeichen dafür, dass ihre Erinnerungen kommen.

„Meine Mutter ist mit meinem Vater zum Essen verabredet. Sie ist spät dran und bittet mich, vor dem Haus auf sie zu warten. Vor unserem Haus ist ein Strauch mit Vogelbeeren. Ich nehme die Stimme meiner Mutter wahr, wie sie mir schon von klein auf beigebracht hat, wie giftig sie sind und dass ich sie auf keinen Fall anfassen oder gar essen darf. Ich will nicht mit zu diesem Essen, ich will den Attacken meines Vaters nicht ausgesetzt sein..."

„Okay, das ist verständlich. Erzähle weiter, ich bin da."

Ich merke, dass Renate mir gerade ein „Geheimnis" aus ihrem Leben erzählt, das ihr sehr unangenehm zu sein scheint. Es fällt ihr nicht leicht, darüber zu reden. Ihre Stimme wird undeutlicher und leiser, sie weint wieder.

„Ich esse die Vogelbeeren, ganz viele... Vielleicht ist es ja dann zu Ende mit mir. Hauptsache, ich muss ihn nicht weiter ertragen."

„Was passiert dann?"

„Meine Mutter kommt aus dem Haus und bemerkt, was ich gemacht habe."

„Wie reagiert sie?"

„Sie hilft mir, gibt mir ein Mittel, das ich schlucken soll. Mir wird schlecht und ich muss mich prompt heftig übergeben."

„Deine Mutter kümmert sich um dich, vielleicht hat sie dich sogar gerettet. Was meinst du dazu?"

Wieder vergeht etwas Zeit.

„Ja, meine Mutter hat mir schon das Leben gerettet..."

Sie pausiert erneut. „Aber eigentlich hat mir das Erbrechen das Leben gerettet. Das gibt es ja nicht! Mir wird gerade einiges klar!" Ihr Gesicht entspannt sich plötzlich, fast lacht sie.

„Was meinst du genau?" Ich weiß zwar, was Renate soeben erkannt hat, aber um ihre Erkenntnis weiter in ihr zu integrieren, lasse ich sie mir von ihr noch einmal schildern. Erfahrungsgemäß kommen jetzt weitere Erkenntnisse hinzu, die die Gegenwart betreffen.

„Mir fällt auf, dass mein Erbrechen immer positiv für mich war! Ich habe Liebe, Zuneigung und Aufmerksamkeit bekommen. Und es hat mich geschützt: Vor allem nach der Schwitzkasten-Situation mit dem Satz, den mein Vater sagte: ‚Ich vergifte sie...' ist das Erbrechen ja so eine Art echte Überlebensstrategie für mich."

Ich freue mich. Besser hätte ich es nicht ausdrücken können. Wieder ein wichtiger Schritt in die richtige Richtung.

„Überlebensstrategie? Was bedeutet das?" Ich will es eben immer ganz genau wissen.

„Mir wird gerade klar, dass ich immer Angst habe, dass mein Vater mein Essen mit Schlaftabletten oder anderen Dingen vergiftet. Um ganz sicher zu gehen, erbreche ich immer alles, was ich esse."

„Das klingt sehr effektiv und wirkungsvoll. Du hast eine Methode gefunden, die Kontrolle zu übernehmen und selbst für Sicherheit zu sorgen. Wenn ich das so auf mich wirken lasse, dann habe ich großen Respekt vor diesem kleinen Mädchen!"

Ich spreche von Renate in der dritten Person. „Verlasse einmal deine Kindheit und schaue dir die Situation jetzt aus der Perspektive der erwachsenen Renate an." Wir wechseln die Perspektive. Auf der sogenannten Meta-Ebene kann Renate mit einem emotionalen Abstand mit dem Wissen und der Erkenntnis von gerade eben auf die Situation in ihrer Kindheit blicken.

„So habe ich das noch gar nicht gesehen! Ja, die Kleine ist ganz schön tapfer und allein."

„Ja, man könnte fast Mitleid mit der kleinen Renate bekommen, oder geht es dir anders?"

„Ja, sie tut mir leid. Keiner ist wirklich für sie da."

„Wie wäre es denn, wenn du als erwachsene Renate zu der kleinen gehen würdest? Stelle dir einmal vor, wie du in der Situation bei ihr bist. Was geschieht?"

„Ich nehme sie in den Arm. Sie schmiegt sich eng an mich."

„Vielleicht sagst du ihr einmal, wer du bist und wie dein Leben im Hier und Jetzt so aussieht."

Renate erzählt der kleinen Renate, während die beiden sich immer noch im Arm halten, dass sie sie selbst sei. Sie schwärmt von ihrem verständnisvollen Ehemann, der sie auf so wunderbare Weise liebt, und von den beiden Kindern.

„Renate, nimm einmal wahr, ob sich etwas ändert."

„Ja, die kleine Renate wirkt irgendwie erleichtert, so als ob sie wieder Hoffnung hätte. Ich sehe sogar ein wenig Freude in ihren Augen."

„Spür einmal, wie es der kleinen Renate jetzt geht."

„Viel besser, gar nicht mehr alleine. Sie hat jetzt das Gefühl, in Ordnung' zu sein und nichts falsch gemacht zu haben. Im Gegenteil."

„Was ist mit der Hilflosigkeit der kleinen Renate?"

Sie braucht nicht lange, um zu antworten.

„Sie ist immer noch da."

„Nur jetzt hat die kleine Renate ja die erwachsene Renate als Verbündete. Wie wäre es denn, wenn wir noch einmal in die Situation mit dem Vater und dem Schwitzkasten gehen, in der die Morddrohung ausgesprochen wurde?"

Ohne zu zögern willigt Renate ein. Sie braucht wieder etwas Zeit. Keine Hektik.

„Beschreibe einmal, was passiert."

„Alle sind völlig verwirrt, als ich auf einmal zu meinem Vater gehe. Er erkennt mich gar nicht! Ich befreie die Kleine aus seinen Händen. Ich habe keine Angst. Irgendwie fühle ich mich stark und unendlich wütend. Ich hätte große Lust, ihm an die Gurgel zu gehen und ihm zu drohen: Wenn er der Kleinen auch nur ein Haar krümmt, mache ich ihn fertig!"

„Wow, das klingt spannend!" Von der vorsichtigen, schüchternen Frau zu Beginn unserer Sitzung ist nichts mehr übrig. Vor mir sehe ich eine selbstbewusste und entschlossene Frau, die sich zur Wehr setzen kann.

„Dann mach das doch mal".

Kurzes Zögern und die Frage, ob man das wirklich darf.

„Wer hindert dich daran?"

„Meine gute Erziehung. Meine Mutter hat mir beigebracht, so etwas nicht zu tun."

„Beschreibe einmal deine Mutter in der Situation jetzt gerade."

„Sie sitzt zusammengekauert und ängstlich auf dem Boden... Sie ist hilflos."

„Okay, diese hilflose Frau hat dir also was genau beigebracht?"

„Auch hilflos zu sein."

„Okay, gehen wir noch einmal in dein Bedürfnis, sich dem Vater, so wie du es beschrieben hast, zu stellen. Darfst du es?"

„Ja. Jetzt schon. Ich bin die einzige, die es mir verbieten kann, aber nur, wenn ich will."

„Dann mach es und beschreibe, was sich verändert." Zeit vergeht.

„Das ist unglaublich. Er wehrt sich gar nicht. Er hat Angst vor mir, zittert und jammert! Überhaupt sieht er viel kleiner aus, als ich dachte!"

„Könnte es vielleicht damit zusammenhängen, dass du als Erwachsene größer bist?"

Renate lacht. „Was für ein Jammerlappen! Und vor dem hatte ich solche Angst!"

„Was macht deine Mutter?"

„Sie steht auf und nimmt mich in den Arm. Sie weiß, wer ich bin... Sie weint. Es tut ihr alles so leid."

„Wenn es jetzt etwas gibt, was du deinem Vater oder deiner Mutter in dieser Situation noch sagen möchtest, dann wäre das jetzt ein wunderbarer Zeitpunkt dafür."

Renate sagt ein, zwei Minuten gar nichts. Sie erzählt später, dass sie sich mit ihrer Mutter versöhnt habe. Erst auf ihrem Sterbebett habe die Mutter ihr erzählt, dass ihr vermeintlicher Vater nicht ihr echter Vater sei. Eigentlich sei sie froh über die Nachricht gewesen, da schon immer das Gefühl in ihr nagte, nichts mit diesem Mann, der ihre Kindheit auf dem Gewissen hatte, gemeinsam zu haben. Jetzt konnte sie der Mutter dieses Geheimnis verzeihen. Sie habe gemerkt, wie sehr die Mutter sie geliebt habe. Sie konnte es ihr einfach nur nicht zeigen, als sie klein war.

Ich frage sie, ob sie mit dem Vater auch noch gesprochen habe. Sie gibt an, dass der Vater sich auch entschuldigen wollte, als er sie erkannt habe. Sie aber nicht. Sie habe ihm nur mit klarer Stimme deutlich gesagt, dass er sie alle endgültig in Ruhe lassen soll.

„Das klingt toll. Wie fühlst du dich jetzt?"

„Ich fühle mich erleichtert. Und kraftvoll. Ich fühle mich seltsamerweise befreit."

„Was ist mit dem Druck in oder auf deiner Brust?"

Renate hält kurz inne.

„Ich kann wunderbar leicht atmen, der Druck ist weg."

„Hat sich noch irgendetwas verändert?"

Renate überlegt und spürt nach.

„Ja, ich habe die Kontrolle in der neuen Situation gehabt und die Entscheidungen übernommen."

„Was macht das mit dir, wenn du weißt, dass du Entscheidungen treffen kannst und die Kontrolle hast?"

„Ich fühle mich selbstbewusster, selbstsicherer..." Sie lacht ein wenig. „Und irgendwie groß."

„Renate, ich bitte dich jetzt, dieses Gefühl von Selbst und Sicherheit in dir richtig groß werden zu lassen. Vielleicht stellst du dir eine Art Licht vor oder eine Welle oder was auch immer dir einfällt, die deinen Körper überstrahlt." Ich schweige kurz. „Und dann bitte ich dich, dir noch einmal die Vogelbeeren-Situation vorzustellen und mir zu schildern, was sich verändert hat."

Renates Körper entspannt sich, sie streckt sich, atmet tief ein und aus und antwortet dann:

„Renate wartet vor dem Haus. Sie spielt! Und ich habe den Eindruck, dass sie sich auf das Essen freut!"

Renate wirkt irritiert.

„Wie fühlt es sich an für dich?"

„Ich wundere mich nur gerade. Alles sieht friedlich aus!"

„Gefällt dir die Situation oder gibt es noch etwas, was du verändern möchtest?"

Ein entschiedenes Nein ist ihre Antwort auf meine Frage.

„Jetzt stelle dir einmal vor, du könntest mit dieser neu erworbenen Fähigkeit - also der Stärke und Sicherheit, diesem Gefühl von Macht und Kontrolle - ins Jetzt und danach in die Zukunft gehen. Was ändert sich für dich?"

„Ich fühle deutlich, dass dieser Druck in mir weg ist. Wenn ich mir jetzt einmal typische Situationen vorstelle, in denen er ganz stark gewesen ist, dann nehme ich ihn nicht mehr wahr! Das ist ein tolles Gefühl!"

„Stimmt das: kein Druck, also auch kein Erbrechen?"

„Nee, wenn der Druck weg ist, brauche ich auch kein Erbrechen mehr."

„Okay. Das klingt wunderbar. Was ist denn mit der Aufmerksamkeit, die dir so gut tut? Was könntest du denn alternativ dafür tun, dass du Zuwendung bekommst?"

Ich lasse Renate wieder Zeit, in sich hineinzuspüren.

„Hm, eigentlich muss ich nicht mehr machen, als über meine Bedürfnisse zu sprechen. Ich kann ja sagen, was ich brauche."

Sie macht eine Pause und fährt dann fort: „Außerdem vermisse ich die Liebe meiner Mutter nicht mehr. Ich habe verstanden, dass sie damals einfach selbst nicht anders konnte..."

Sie schweigt erneut. Dann sinniert sie: „Eigentlich habe ich gerade alles, was ich brauche. Den wunderbarsten Mann der Welt, auf den ich mich hundertprozentig verlassen kann, und die beiden Kinder. Alles ist gut."

„Dann bitte ich dich noch, dir eine Situation in der Zukunft vorzustellen, in der du normalerweise dem Impuls der Bulimie nachgeben würdest."

Renate beschreibt prompt eine Situation am Arbeitsplatz.

„Ich habe sehr viel zu tun, die Arbeitskollegen sind pampig wie immer, niemandem kann man es recht machen."

„Was genau geht jetzt in dir vor?"

„Ich verspüre einen kurzen Moment den Drang, den Kopf in den Sand zu stecken. Einfach nichts hören wollen. Aber ich nehme ganz deutlich etwas Neues wahr."

„Nämlich?"

„Ich werde wütend. Mich kotzt das Ganze hier an!"

Jetzt habe ich das Grinsen im Gesicht. Volltreffer!

„Renate, fällt dir etwas auf?"

Renate hört meinen beschwingten Ton in der Stimme und scheinbar wird ihr der Zusammenhang zwischen ihrem Erbrechen und dem „Ankotzen" ganz plötzlich klar. Sie lacht. „Na klar, und bevor es mich ankotzt, habe ich es lieber selbst entsorgt."

„Ja, was für eine Erkenntnis! Aber lass uns noch einmal in deine Wut spüren. Was würdest du in der Situation auf der Arbeit am liebsten tun?"

„Ich würde es ihnen am liebsten vor die Füße ‚kotzen', wie gemein und manipulativ und arrogant sie alle sind. Und dass ich meine Arbeit so gut mache, wie es eben geht. Und dass die Arbeit viel mehr Spaß machen würde, wenn ich nicht so viele Kotzbrocken als Kollegen hätte!"

„Dann mach das mal."

Renate zögert dieses Mal kein bisschen.

Den inneren Dialog, den sie gerade führt, erkenne ich deutlich an ihrer Augenbewegung, ihrer entschlossenen Körpersprache und an ihrer ausdrucksstarken Mimik. Wieder einmal bin ich überrascht darüber, wie Menschen sich in nur 90 Minuten verändern können, wenn man ihnen den Raum dafür gibt – ganz unabhängig davon, ob etwas Realität ist oder nicht.

„Bin fertig. Und bevor du mich fragst, André, wie sie reagiert haben, sage ich es dir lieber gleich. Sie sind ganz schön irritiert. Einer hat sogar applaudiert. Fühlt sich großartig an!" Sie wirkt zufrieden mit sich.

„Wow. Das klingt nach einem weiteren, neu sichtbaren gewordenen Charakterzug: Du bist mutig, oder?"

„Ja." Ein sehr entschlossenes Ja.

„Was ist mit dem Erbrechen?"

„Ich habe keinen Drang zu erbrechen. Es ist fast so, als würde die Wut, die ich empfinden kann, sich nicht mehr gegen mich richten, sondern mich irgendwie mutig und sicher machen. Vielleicht ist das das Ventil, das ich gebraucht habe, um für mich einstehen zu können. Und ich fühle mich wie befreit."

„Gibt es noch etwas, was dir spontan einfällt, was wir uns noch anschauen sollten oder was du brauchst, damit es sich für dich rund anfühlt?"

„Nein, mir geht es richtig gut."

„Dann bitte ich dich, dich darauf vorzubereiten, dass wir die Hypnose nun beenden. Wenn ich die Zahl drei ausgesprochen habe – und bitte erst dann –, öffnest du wieder deine Augen. Alle neuen Erkenntnisse von heute sind voll und ganz in dir integriert und wirksam. Du bist gleich völlig wach und fühlst dich ausgeruht, wie nach einem schönen Mittagsschlaf. Eins: Atmung, Blutdruck und Puls, alle Vitalwerte kommen auf ein für dich normales Niveau zurück. Atme einmal tief ein und aus! Wunderbar. Zwei: Alle Muskeln, Arme, Beine sind frei beweglich und frei von Anspannung. Bewege einmal deine Füße und Hände. Drei: Wach auf!"

Renate öffnet die Augen mit einem strahlenden Lächeln im

Gesicht. Ich reiche ihr das Glas Wasser und lasse ihr Zeit, wieder voll und ganz hier anzukommen. Dabei starte ich unmerklich das Nachgespräch und bin wieder im Sie-Modus.

„Das haben Sie großartig gemacht! Wie geht es Ihnen?"

„Ja, sehr gut. Das hätte ich nicht gedacht... Wie logisch alles so ist! Die Bulimie war echt meine Lebensstrategie. Wer weiß, wenn ich mich nicht ständig erbrochen hätte, vielleicht wäre ich dann gar nicht mehr hier..."

Ich höre nur zu. Die Minuten nach der Hypnose, wenn der Verstand anfängt, das erworbene Wissen neu zu bewerten, sind ganz besonders wertvoll. Sie sinniert weiter:

„Es ist so klar! Natürlich musste die kleine Renate sich etwas einfallen lassen, damit sie überhaupt bemerkt wird von ihrer Mutter. Und wieder ist das Erbrechen die Lösung gewesen." Sie schweigt kurz. „Und auch die Situation auf der Arbeit. Kein Wunder, wenn mich alles ankotzt, dass ich das erneut als Lösung wähle, hat ja oft genug gut geklappt..."

Ich freue mich für Renate. Sie bedankt sich und wir vereinbaren ein Telefonat in ein paar Tagen. Ich sage ihr noch, dass ihr Unterbewusstsein die nächste Zeit noch etwas weiterarbeiten wird, möglicherweise träumt sie vermehrt oder sie erinnert sich an andere Situationen wie aus heiterem Himmel. Das ist so. Sie freut sich darauf. Auch spannend!

Wir verabschieden uns. Ich sehe ihr nach und bemerke noch einmal den Unterschied zwischen der schüchternen Renate, die ich kommen sah, und dieser selbstbewussten Frau, die meine Praxis verlässt. Zwei Monate später erhielt ich einen überraschenden Anruf. Renate war am Apparat: „Es hat sich so viel geändert! Ich übergebe mich nicht mehr und auf der Arbeit hat sich auch vieles verbessert. Danke noch einmal für die schöne Erfahrung!"

Dieser erste Fall ist sehr ausführlich beschrieben. Wir möchten, dass Sie als Leser nachvollziehen können, wie eine Hypnosesitzung aufgebaut ist. Bei den folgenden Fällen fassen wir die Ausgangssituationen zusammen und konzentrieren uns auf die eigentliche Hypnose. Sie werden beim Lesen der weiteren Geschichten bemerken, dass wir einer ganz bestimmten Struktur, die wir Hypnosestruktur© nach Jordan bezeichnen, vorgehen. Eine Hypnosesitzung beginnt bereits mit der Begrüßung des Klienten an der Tür, umfasst ein Vorgespräch mit der sogenannten Anamnese, gefolgt von den Übungen mit den Convincern, der Hypnose an sich und einem Nachgespräch.

Induktionen, also Einleitungen in den hypnotischen Zustand, gibt es unzählige. Im Laufe der Zeit etablierten sich einige „Lieblinge", die wir je nach Klientenwunsch gerne einsetzen. Danach vertiefen wir den Beginn der Trance mit einigen Worten. Die „hypnotische Stimme", die gerne gelehrt wird, sehen wir überbewertet. In eigenen Experimenten innerhalb unsere Ausbildungen sind Teilnehmer auch in Trance gegangen, wenn ihnen Verkaufsprospekte mit Sonderangeboten eines Lebensmitteldiskonters vorgelesen wurden. Fakt ist: Stimme kann irritieren. Diese Irritation nutzt die Hypnose, um den Trancezustand zu vertiefen. Bei besonders unruhigen Klienten macht es natürlich Sinn, die Klangfarbe, Sprechgeschwindigkeit und Lautstärke auf Ruhe und Gelassenheit einzustellen. Viele Klienten suchen anfangs förmlich die „Couch" oder die Liege, dabei arbeiten wir je nach Trancetiefe gerne auch im Sitzen oder sogar im Stehen. In Trance lassen wir den Hypnotisanden den Grund für seinen Besuch schildern und uns das „Symptom" beschreiben, wo genau es sich im Körper befindet oder was er mit dem Symptom assoziiert. Unser Ziel ist, dass er emotional in die Erinnerungen eintaucht. Der Klient soll uns daran teilhaben lassen, was er empfunden hat - nicht erlebt! Dazu ermuntern wir den Klienten auf der sogenannten Affektbrücke, in seinem Leben „zurückzureisen". Dies ist ein Bestandteil der Regressionstherapie. Die Affektbrücke, die von John Watkins erstmalig 1997 beschrieben wurde, setzen wir ein, um mit dem Gefühl von dem Konflikt heute in die Ausgangssituation von damals zu reisen. Oftmals sind die Klienten sichtlich überrascht, welche Situationen das Unterbewusstsein als Erinnerung preisgibt. Selten stimmt die Annahme des Klienten aus seiner Ratio, seinem Denken, mit den Situationen, die in Hypnose bewusst werden, durch das Reisen auf der Affektbrücke überein. Dennoch haben wir festgestellt, dass, um zur Ursache und nicht nur zu Auslösern des Konfliktes zu kommen, eine Affektbrücke nicht reicht. Wir erklären den Teilnehmern unsere Annahmen anhand des „Jordan'schen Netzes", das mehrere Affektbrücken an einem Knotenpunkt des Netzes zusammenfügt. Wir reisen so weit in dem Gefühl von Situation zu Situation zurück, bis wir die gefunden haben, die für den heutigen Konflikt immer noch verantwortlich ist. Sigmund Freud und die Lehren seiner Psychoanalyse sind dabei unerlässliche Prämissen, die wir dabei berücksichtigen. In einigen unserer Fälle, die wir Ihnen noch erzählen werden, regredieren die Klienten sogar über das Leben im Hier und Jetzt hinaus in ein anderes. Dann wird aus einer Regressionssitzung eine Reinkarnationssitzung. Für die Klienten fühlen sich die Situationen wie echt erlebt an. Das bedeutet, dass sie assoziativ im Geschehen drin sind. Je nach Intensität des Empfindens des Klienten lassen wir ihn in diesem assoziativen Zustand. Sollte die Situation scheinbar zu belastend sein, fragen wir ihn, ob er sich lieber das

Geschehen von außen, wie zum Beispiel als Kinobesucher auf einer Leinwand, anschauen möchte. Hier entscheidet auch der Klient, was er in dieser Situation braucht.

Selbstverständlich gibt es viele Alternativen, die man dem Klienten für eine dissoziative Perspektive anbieten kann. Darauf zu achten ist, dass er das Geschehen wie ein Unbeteiligter von außen betrachten kann. Selten kommen Klienten zu uns und wollen eine reine Rückführung in vergangene Leben. Meistens kommen sie mit dem Wunsch auf Veränderung ihrer Situation in der Gegenwart. Beispiele sind oft Stagnation im Leben oder der Wunsch, seine eigene Bestimmung, seine Lebensaufgabe zu finden. Während wir anfangs aus Neugier, ob denn das auch alles stimmte, was die Klienten in der Reinkarnation erlebten, Recherchen bezüglich der Konsistenz und der historischen Belegbarkeit machten, ist es heute für eine erfolgreiche IntuTrance-Sitzung völlig unerheblich. Es geht dabei nicht um historische Wahrheiten, sondern einzig und allein um die Bedeutung, die die erlebte Geschichte für die Konfliktlösung des Klienten parat hat. Außerdem fühlen wir uns nicht berufen, die Aussagen des Klienten zu bewerten. Dies entspräche nicht unserer Auffassung von Neutralität.

In den Situationen, die der Klient beim Bereisen des Jordan'schen Netzes erzählt, ist unsere Aufgabe, hinter den Erzählungen nach dem Bedürfnis zu suchen. Das Motto für uns IntuTrance-Therapeuten lautet: Suche das Bedürfnis, finde das Bedürfnis, bediene das Bedürfnis. Eine IntuTrance-Therapie ist bedürfnisorientiert. Die Affektbrücke wird in der Psychotherapie, insbesondere in der Hypnotherapie schon lange eingesetzt. Das bedeutet, wir kommen in Ausgangssituationen, die assoziativ erlebt werden. Was passiert aber danach? Wir haben festgestellt, dass das reine Wiedererlangen der Erinnerung an die Ausgangssituation, selbst wenn sie die Ursache für den Konflikt darstellen würde, nicht ausreicht. Allein das Bewusstwerden der Zusammenhänge von Vergangenheit zu Gegenwart kann für Linderung oder Lösen des Konfliktes sorgen, muss es aber nicht. Im Hintergrund lauert ein unerfülltes Bedürfnis, das noch nicht gesehen wurde. Deshalb ist für viele Klienten eine klassische, analytische Hypnosesitzung ein tolles Erlebnis, hilft aber oft nicht oder hält nicht lange vor. Darin liegt ein weiterer Unterschied zu IntuTrance. Wir gehen einen Schritt weiter. Wenn wir das Bedürfnis gefunden haben, ist es unerlässlich, dass der Klient eine Erkenntnis über die Zusammenhänge zwischen der Vergangenheit und der Gegenwart bekommt. Das kann an unterschiedlicher Stelle im Sitzungsprozess geschehen.

Auch hier darf nicht der Therapeut derjenige sein, der seine These als „Wahrheit" dem Klienten sagt. Es wird niemals die gleiche Wirkung haben, wenn wir das Ergebnis dem Klienten erzählen, wie wenn er durch einen Erkenntnisprozess seine eigenen Schlüsse zieht – selbst wenn wir recht haben sollten mit unserer Vermutung. Echtes erworbenes Wissen ist immer dem geborgten Wissen vorzuziehen. Erinnern Sie sich einmal an Ihre eigene Kindheit. Was war lehrreicher: die gut gemeinten Ratschläge der Erwachsenen oder die Erkenntnisse aus eigenen Erfahrungen? Wie oft haben wir unseren Kindern gesagt: Nicht auf die Herdplatte fassen, sie ist heiß! Wir können Ihnen versichern, jedes unserer vier Kids hat es selbst erleben müssen, um es zu begreifen!

Die Reise auf der Affektbrücke zeigen die nächsten beiden Dokumentationen sehr schön.

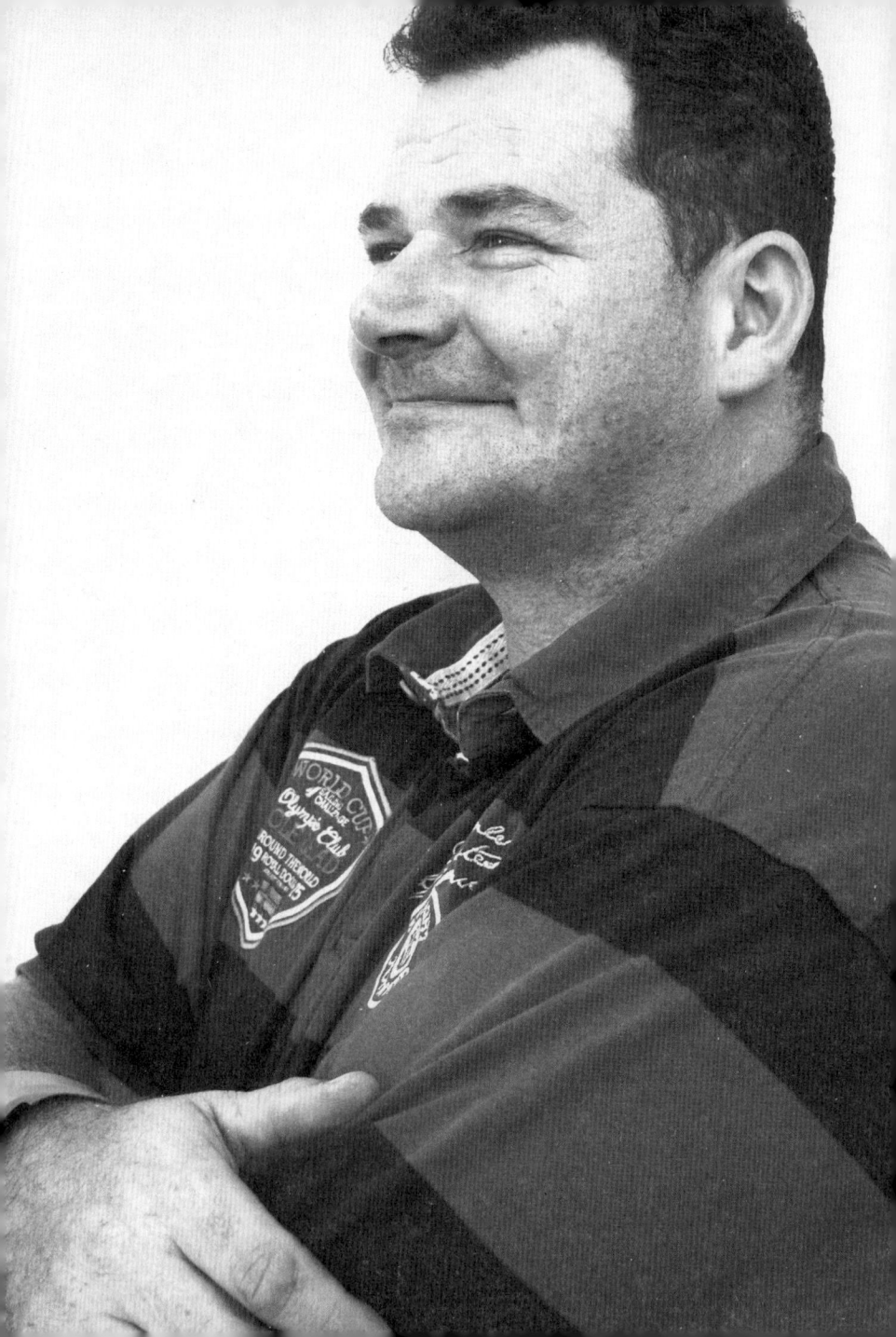

Kapitel 3

Sabine: Nichts klappt, egal wie sehr ich mich anstrenge

Manchmal sind es klassische Coaching-Themen im Rahmen der Persönlichkeitsentwicklung, die keinerlei medizinischer Indikation entsprechen. Von einem solchen Fall möchte ich nun berichten. Zu mir in die Praxis kommt Sabine, eine junge Frau im Alter von gerade mal 35 Jahren.

Bereits am Telefon erzählt sie mir von einer ständig wiederkehrenden Belastung, von der sie jetzt langsam, aber sicher genug habe. Es sei vollkommen egal, was sie in Angriff nehme, immer komme auf seltsame Weise irgendetwas dazwischen. Es sei wie verhext. Sie sagt heute im persönlichen Kontakt, wie sehr sie diesen Termin herbeigesehnt habe. Endlich sei es soweit. Sie ist sichtlich emotional, zwischen freudig, neugierig, aber auch ein wenig nervös, da sie ja nicht wisse, was genau sie erwarten würde. Nichtsdestotrotz sei der heutige Termin längst überfällig.

Ich gebe ihr zu verstehen, wie sehr ich ihren Mut und ihre Entscheidung, die Veränderung in Angriff zu nehmen, schätze.

Nach einem kurzen Vorgespräch, dem Ausfüllen des Anamnesebogens und dem Abfragen ihrer Erwartungshaltung beginne ich damit, sie achtsam über das Ausführen der Convincer an die Hypnose heranzuführen.

Von der Einfachheit und der Auswirkung begeistert, ist sie nun überzeugt, dass sie die richtige Entscheidung getroffen hat. Wir vereinbaren uns zu duzen und schon kann es losgehen.

Ich bitte Sabine, die Augen zu schließen und bringe sie nach kurzem, aber intensivem Verschieben der Aufmerksamkeit mit einer einfachen Induktion in Trance. Wenige Augenblicke später ist die gewünschte Trancetiefe erreicht und ich kann Sabine bitten, mir von einer schönen Situation aus ihrer Vergangenheit zu berichten. Sie erzählt mir mit einem zufriedenen Lächeln im Gesicht, wie viel Freude es ihr bereitet, wenn sie kreativ wirken kann. Sie liebt es, Konzepte zu entwickeln und eines ihrer größten Talente sei es, über den Tellerrand zu blicken, um Abläufe zu optimieren und neue Wege zu entdecken.

Erst vor Kurzem gelang es ihr, in ihrem Betrieb eine Schwachstelle aufzudecken und einen Verbesserungsvorschlag auszuarbeiten.

Plötzlich verschwindet ihr Lächeln und weicht einer tiefen Traurigkeit.

„Was geschieht jetzt?", frage ich nach.

„Es ist wie immer. Immer wenn ich etwas anstrebe, und sei es auch noch so gut, geschieht irgendetwas, was den Erfolg sabotiert."

„Immer?"

„Ja, immer! Ich kann es einfach nicht verstehen. Auch dieses Mal wieder."

„Was ist geschehen?"

„Ich wollte meine Idee meinem Chef vorstellen. Und stell dir vor, er hat mich auf dem Flur abgewimmelt und mich gefragt, ob ich keine anderen Aufgaben hätte, für die er mich bezahlen würde. So eine Unverschämtheit!"

„Er hat dir nicht einmal richtig zugehört?"

„Nein, er hat mich behandelt wie ein kleines Kind."

„Und das macht dich wütend?"

„Ja, sehr. Und das ist wie immer. Immer passiert etwas, immer kommt etwas dazwischen. Es ist so frustrierend, weil ich das Gefühl habe, verloren zu haben und das schon bevor es richtig losgeht."

„Okay. Wenn du mal in dieses Gefühl hineinspürst, würdest du sagen, es ist das gleiche Gefühl wie das, das dich heute zu mir geführt hat?"

„Ja, absolut."

Hin und wieder läuft es während einer Sitzung fast von alleine, indem der Klient den Wechsel zwischen der Anfangsressource und dem Symptom des Problems selbstständig initiiert.

Das ist ein schönes Signal des Unterbewusstseins, dass die Bereitschaft zur Regression auf dem Jordan'schen Netz erreicht ist.

„Wo sitzt dieses Gefühl in deinem Körper und wie würdest du es mir beschreiben?"

Je deutlicher das Gefühl spürbar und definierbar ist, desto schneller führt die Reise ans Ziel.

„Ich fühle mich klein und irgendwie machtlos."

„Wo spürst du das denn?"

„Irgendwie im ganzen Körper, fast wie erstarrt. Ich kann nichts tun, überhaupt nichts."

Tränen der Verzweiflung rinnen über ihre Wangen hinab.

Sie schluchzt bitterlich und atmet mit einem tiefen Seufzer.

„Wenn du dieses Gefühl jetzt so intensiv wahrnimmst, bitte erzähle mir von einer anderen Situation, in der du dich so gefühlt hast."

Nach einem kurzen Moment atmet sie noch einmal tief ein und beginnt zu erzählen.

„Mir fällt spontan eine Situation aus meiner Schulzeit ein. Ich weiß gar nicht, wieso mir die jetzt gerade einfällt... Naja, aber sie ist eben da. Ich wollte so gerne Klassensprecherin werden. Es war in der fünften Klasse. Es sah so gut aus für mich, dachte ich jedenfalls, aber am Wahltag stellte sich heraus, dass eine Mitschülerin die Klassenkameraden mit Bonbons bestochen hatte. Was soll ich sagen, ich habe mit Pauken und Trompeten verloren."

„Mit Pauken und Trompeten?"

„Ja, es war ein Desaster und die Siegerin genoss es, mich zu hänseln. Immer scheint es so zu sein, dass alles glattläuft und dann kommt etwas dazwischen. Wie Sabotage eben."

„Vielen Dank für das Erzählen dieser Geschichte. Ich hätte mich an deiner Stelle ganz schön verlassen gefühlt, glaube ich. Wie war es für dich?"

„Verlassen. Ja, irgendwie schon ganz schön alleine."

„Gibt es in dieser Situation noch etwas, was für dich wichtig ist?"

Ich warte kurz ab und Sabine schüttelt sanft den Kopf.

„Gut, wollen wir weitergehen? Dann bleib bitte noch einen Augenblick in diesem Gefühl und gehe noch weiter zurück an den Tag, als du dieses Gefühl zum ersten Mal hattest."

Wenige Sekunden später verändert sich Sabines Gesicht erneut.

„Mir ist so kalt."

Dann schweigt sie.

„So unfassbar kalt." Dabei verändert sich deutlich ihre Körperhaltung. Sie sinkt erkennbar in sich zusammen.

„Was ist da noch?", frage ich sie.

„Ich bin so hilflos und alleine, keiner kümmert sich um mich. Und es ist so kalt."

„Keiner kümmert sich? Wer sollte sich denn kümmern?"

„Na, meine Mama! Aber ich bin ganz alleine. Was für ein blödes Gefühl."

Sie hält kurz inne.

„Es ist eine ganz seltsame Situation. Ich glaube, es ist meine Geburt."

„Okay, du bist in deiner Geburt? Erzähle mal, was da ist."

„Ich glaube, ich bin gerade auf die Welt gekommen. Meine Mutter ist nicht da."

„Wo ist sie denn?"

„Sie liegt da weiter hinten in einem Bett. Sie ist so weit weg."

„Warum ist sie denn nicht bei dir?"

„Sie sieht sehr erschöpft aus. Sie ruht sich scheinbar ein wenig aus."

„Bist du ganz alleine?"

„Hm, ich weiß nicht." Sie braucht hier einen Augenblick Zeit, um das Bild vollständig zu entwickeln.

„Da ist noch jemand. Ich höre Stimmen."

„Ah ja. Stimmen. Also mehrere? Wer ist da noch anwesend?"

„Da sind zwei Frauen... und ein Mann, aber der kommt erst später dazu und er spielt auch keine entscheidende Rolle. Es sind zwei Hebammen. Die unterhalten sich und ich habe das Gefühl, die sprechen über mich. Nein, ich merke gerade, die streiten sich."

„Sie streiten? Worüber?"

„Ich kann es nicht verstehen, ich bin doch noch so klein. Ich höre sie nur sprechen."

„Okay, dann nimm bitte einen Teil deines Alltagsbewusstseins der erwachsenen Sabine mit in die Situation, vielleicht kann die ja verstehen und übersetzen."

„Das ist gut. Jetzt wird es langsam klar. Sie streiten darüber, wie es mit mir weitergeht."

„Was ist so außergewöhnlich an der Situation, dass die beiden streiten müssen?"

„Ich glaube, ich bin ein Frühchen. Ein Siebenmonatskind. Gerade macht sich regelrecht Hektik breit. Und ich glaube, meine Mutter ruht sich auch nicht einfach nur aus, sie ist absolut entkräftet und erschöpft, geradezu handlungsunfähig."

Sabine ist sichtlich überrascht.

Nach der Sitzung beschreibt sie, dass ihr diese Informationen davor überhaupt nicht bewusst waren.

„Was sagen die Hebammen denn jetzt zueinander?"

„Die eine ist ziemlich laut und dominant, sie ruft der anderen zu: Los jetzt, wir sollten schnell machen! Das schafft die nicht!"

Jetzt kehrt Ruhe ein und Sabines Augen bewegen sich bei geschlossenen Lidern wie wild. Ein gut sichtbares Zeichen für einen geistigen Verarbeitungsprozess.

Sie wiederholt leise: „Das schafft die nicht... Das schafft die nicht..."

Ich frage nach: „Was geschieht gerade?"

„Das ist das Gefühl, das ich so gut kenne. Ich schaffe das nicht. Egal was es auch ist... Ich schaffe es nicht. Es zieht sich wie ein roter Faden durch mein Leben. Ich bin ein Loser, ein Verlierer. Ich schaffe nichts."

Sabine ist zutiefst bestürzt, dass sich aus diesem Augenblick, ja, aus diesem einen Satz ein solcher Leidensdruck entwickeln konnte.

Ich bitte sie, nun einmal in eine neutrale Beobachterperspektive zu wechseln – eine Perspektive, die nicht einer emotionalen Bewertung der Betroffenen unterliegt.

„Bitte stelle dir nun einmal vor, du könntest diese Situation von oben betrachten – mit aller Neutralität und mit immenser Weisheit, so als wärst du ein weiser Adler, der über der Szene kreisen würde. Was geht da vor sich? Bitte erzähl mal, was du nun wahrnimmst."

„Da ist ein Neugeborenes in einem Kreißsaal. Die Mutter ist von der Geburt total erschöpft und kann sich nicht um das Baby kümmern. Dabei streiten zwei Hebammen über den weiteren Verlauf. Eine der beiden sagt ‚Das schafft die nicht' und ist ziemlich aufgeregt."

„Entschuldige, wenn ich dich unterbreche, aber sag mir: Was meint die Hebamme denn eigentlich damit?"

„Sie meint, ich werde ihrer Einschätzung nach nicht überleben."

„Okay, ich verstehe. Und? Hat sie recht?"

Mit dieser Überspitzung möchte ich die Besonderheit der Situation zur Geltung bringen.

„Quatsch. Natürlich habe ich überlebt, ich sitze doch hier."

„Ach so, dann hat sie sich also auch noch getäuscht?"

Sie zögert kurz, dann erhellt sich ihr Blick.

„Kannst du bitte zusammenfassen, was gerade geschehen ist?"

„Na klar, so wie das jetzt gerade von hier oben aussieht, hat eine Hebamme in ihrer Emotion ihre Einschätzung der Sachlage geäußert. Nicht mehr und nicht weniger."

„Bitte hilf mir Sabine, wo ist denn jetzt die Stelle mit dem Loser, also dem Verlierer?", frage ich in einer liebevoll und doch provokativ formulierten rhetorischen Frage. „Wann sagt jemand, dass du es zu nichts bringen wirst?"

„Nirgends. Das kann ja nicht wahr sein. Mir wird gerade so viel klar."

„Was geht in dir vor, Sabine?", frage ich sie.

„Endlich weiß ich, warum das so sein musste. Ich hatte niemals eine Chance, also ich meine eine echte Chance. Immer wenn ich etwas in Angriff nahm und etwas umsetzen wollte, bekam ich exakt dieses Gefühl. So wie jetzt gerade, es ist mein Sabotageprogramm. ‚Ich schaffe das nicht' wirkte sich für mich auf allen Ebenen aus. Unglaublich. Jetzt ist es so klar. Und das Besondere ist: Dieser Satz wirkt, obwohl er niemals so gemeint war. Ich selbst habe ihm scheinbar diese Kraft und diese Bedeutung gegeben. Und das arme Baby."

Sabine ist richtig aufgebracht, als sie wieder ihre eigene Perspektive eingenommen hat.

„Was ist mit dem Baby?"

„Es ist ganz alleine und braucht Hilfe."

„Was braucht es denn?"

„Jemanden, der sich kümmert, der es in den Arm nimmt, tröstet und festhält - ja, einfach mal festhält und zeigt, dass alles gut ist."

„Wer könnte das denn jetzt machen?"

Sabine sondiert jetzt die Möglichkeiten. „Es ist niemand da, der sich kümmern könnte. Die Hebammen sind beschäftigt, die Mutter außer Gefecht und der Arzt ist nur sporadisch anwesend und nicht so präsent."

„Hm, wie wäre es, wenn jemand, der die Situation gut erfasst hat, sich um das Baby kümmern würde?", frage ich.

„Das wäre perfekt."

Ich gebe mich noch einmal nachdenklich.

„Hm, wie wäre es, wenn die Sabine von heute, die Frau, die jetzt alle Zusammenhänge kennt, sich um das Baby kümmern würde? Sei doch so nett und geh mal hin zu der kleinen Sabine und sieh mal nach, was sie braucht und was du gerne tun möchtest."

„Ja. Endlich. Ich nehme die Kleine in den Arm, ich halte sie ganz fest. Sie hört auf zu weinen, sie beruhigt sich."

„Was passiert noch?"

„Ich drücke sie ganz fürsorglich an mich und sage ihr, dass sie keine Angst haben muss. Jetzt scheint es so, als lächle sie sogar. Sie wirkt ganz entspannt."

„Wie geht es dir dabei?"

„Mir geht es viel besser. Ich konnte helfen. Ich konnte meinen Teil beitragen, das ist so ein schönes Gefühl. Ich sage ihr auch, dass sie ein ganz tolles, kleines Mädchen ist, dem die Zukunft offensteht. Sie wird alles erreichen können, was ihr wichtig ist. Das Baby scheint jetzt sogar wieder zu lächeln."

„Sehr gut, Sabine. Wie geht es dir denn jetzt nach diesem Erlebnis?"

„Viel besser. Aber irgendetwas stimmt gerade nicht."

„Was denn?"

„Ich glaube, ich werde richtig wütend."

„Wütend?"

„Ja, wütend, ich meine, richtig wütend. Das kenne ich von mir gar nicht."

„Worauf bist du denn wütend?", frage ich.

„Na, auf diese Hebamme, diese gemeine Frau! Wie kann man einem Kind nur so etwas antun? Ich bin fassungslos. Am liebsten würde ich mit der Frau ein Hühnchen rupfen."

„Okay, was würdest du denn gerne tun?"

„Ich möchte ihr das alles sagen, was ich fühle und was sie in mir angerichtet hat."

„Wäre das hilfreich für dich?"

„Ja."

„In Ordnung, dann wollen wir das jetzt mal tun. Bitte stelle dir einen neutralen Ort vor, an dem du mit dieser Frau sprechen könntest – einen Besprechungs- oder Konferenzraum, der jetzt nur für euch beide existiert. Lade diese Frau in Gedanken jetzt dorthin ein und du wirst sehen, dass sie sofort da sein wird. Manche Leute haben das Gefühl, die betreffenden Personen sehen oder fühlen zu können, andere haben nur eine Wahrnehmung der Präsenz, aber das spielt keinerlei Rolle. Sieh einfach mal, wie es jetzt für dich gerade ist."

„Oh, da ist sie schon."

„Was möchtest du jetzt gerne sagen oder tun?"

„Ich möchte mit ihr reden."

„Gut, dann mach das jetzt."

„Was fällt Ihnen überhaupt ein? Ist bei Ihnen eigentlich noch alles okay? So mit einem Kind umzugehen! Das arme kleine Ding hat jetzt 30 Jahre gelitten, nur weil Sie Ihre Klappe nicht halten konnten."

Sabine war in Wortwahl und Lautstärke nicht gerade zimperlich. So viele Emotionen haben sich über die Jahre aufgestaut!

„Wie geht es dir jetzt Sabine?", frage ich, als sie langsam an Fahrt verliert.

„Viel besser, ich bin so froh, dass es jetzt raus ist. Wie erleichternd. Unglaublich. Das hätte ich gerne schon viel früher gemacht, jetzt ist es endlich raus."

„Sehr gut, das freut mich sehr für dich Sabine. Wenn es dir jetzt besser geht, dann können wir ja zum Ende kommen, in Ordnung? Gibt es noch irgendetwas, was diese Situation jetzt benötigen könnte oder etwas, was dir auffällt?"

„Oh, ich sehe gerade die Hebamme. Sie weint jetzt bitterlich. Das wollte ich gar nicht. Irgendwie tut sie mir jetzt fast leid. Oh Mann."

„Sie tut dir leid?"

„Ja, total, ich würde gerne wissen, warum sie sich so verhalten hatte damals, ich bin irgendwie verwirrt."

„Nimm die Hebamme doch einmal an die Hand und verbinde dich mit ihr, so als ob du dann aus ihren Augen sehen könntest. So als wärt ihr beide eins. Dann kannst du aus ihrer Perspektive sehen und bestimmt besser verstehen, was geschehen ist und warum manche Dinge gesagt wurden. Was fällt dir dabei auf?"

„Okay, ich verbinde mich jetzt mit ihr, indem ich ihr die Hand gebe." Sie wartet einen Moment, bis sich die neue Perspektive herauskristallisiert.

„Ich bin müde. Müde und besorgt. Ich weiß nun, wie die Hebamme sich fühlt. Oje, sie wollte überhaupt nichts Schlimmes anrichten. Mehr noch, die Tragweite war ihr völlig verborgen. Alles, worauf es ankam, war, das Leben des kleinen Mädchens zu retten und in der Eile alles richtig zu machen. Diese Frau leistet so viel, Tag für Tag. Wie viele kleine Seelen sie schon begleitet und unterstützt hat, was für eine tolle Frau und eine großartige Hebamme! Die viele Arbeit, die Belastung und die Verantwortung fressen sie regelrecht auf. Und die Dankbarkeit der Menschen ist von so kurzer Dauer. Ich glaube,

André, ich muss jetzt noch etwas tun, bevor wir gehen können."

„Was denn?"

„Ich möchte mich so gerne von ganzem Herzen bei ihr bedanken, ihr das Lob geben und den Respekt zollen, den sie verdient, ihren unermüdlichen Einsatz honorieren. Genau das verdient diese Frau! Das muss auch mal jemand sagen."

„Was geschieht, wenn du das tust?"

„Sie hört auf zu weinen, ich habe mich entschuldigt und mich bedankt. Sie lächelt. Ist das schön! Sie lächelt. Ich fühle mich ihr so nah. Und ich weiß jetzt auch, dass ich alles schaffen kann, was es auch sei. Das fühle ich ganz deutlich und auch dafür möchte ich mich bedanken. Auch damals habe ich schon Unglaubliches geleistet."

Sabine ist sichtlich berührt. Tränen des Glücks und der Berührung rinnen sanft über ihre Wangen.

„Ich fühle mich wie neu geboren."

„Happy Birthday, Sabine!", erwidere ich mit einem liebevollen Lächeln.

„Wie wird es denn jetzt weitergehen? Was denkst du, wird sich in deinem Leben jetzt verändern?", möchte ich wissen.

„Hm, ich denke, alles wird sich verändern. Ich fühle mich frei und stark, nicht mehr wie ein Kind. Da ist kein einsames oder hilfloses Gefühl mehr. Es ist einer unbändigen Willensstärke gewichen."

„Wo kannst du die denn fühlen?"

„Sie ist in meinem gesamten Körper. Dort, wo vorher diese Lähmung war. Es ist unglaublich." Dabei strahlt sie über das ganze Gesicht.

„Sehr gut, dann speichere jetzt dieses Gefühl ganz tief in deinem Unterbewusstsein und dann gehen wir mit diesem Gefühl mal in deine Zukunft. Vielleicht in eine Situation, die du gerne durchspielen möchtest. Was verändert sich?"

„Ich gehe zu meinem Chef. Ich sage ihm, dass ich eine gute Idee habe und sie bereits zu einem neuen Konzept ausgebaut habe und ihm das gerne vorstellen möchte. Aber diesmal sage ich es ihm in einer anderen Haltung. In einer anderen Körpersprache. Selbstsicher. Ich habe eine Gelegenheit für ihn und fühle mich nicht als Bittsteller."

„Wow, das klingt fantastisch. Wie geht es weiter?"

„Er nimmt sich Zeit für mich und hört mir zu. Er hört mir interessiert zu. Er lächelt und sagt, dass er neugierig sei und noch mehr erfahren wolle. Dabei sieht er mich seltsam an, nicht wie gewohnt. So als wäre ich jemand anderer. Er ist auf Augenhöhe. Was für ein Gefühl!"

„Stell dir vor, alle Menschen würden dich jetzt so in deiner neuen Ausstrahlung wahrnehmen. Wie wäre das?"

„Super, ja, genau das werden sie. Die Menschen reagieren ganz anders auf mich. Ich habe mich verändert."

Sabine meint, ihr Gefühl sei nicht mehr zu übertreffen und sie habe nun endlich alles, was sie für ein glückliches Leben bräuchte. So endet die Behandlung von Sabine. Mich verlässt an diesem Tag eine selbstsichere, durch eine echte Erkenntnis beseelte, eindrucksvolle junge Frau.

In unserem Beruf werden wir sehr oft Zeugen fantastischer Prozesse mit nahezu unglaublichen Auswirkungen.

Auch im nächsten Fall handelt es sich um kein medizinisches Problem, das dennoch oft vorkommt.

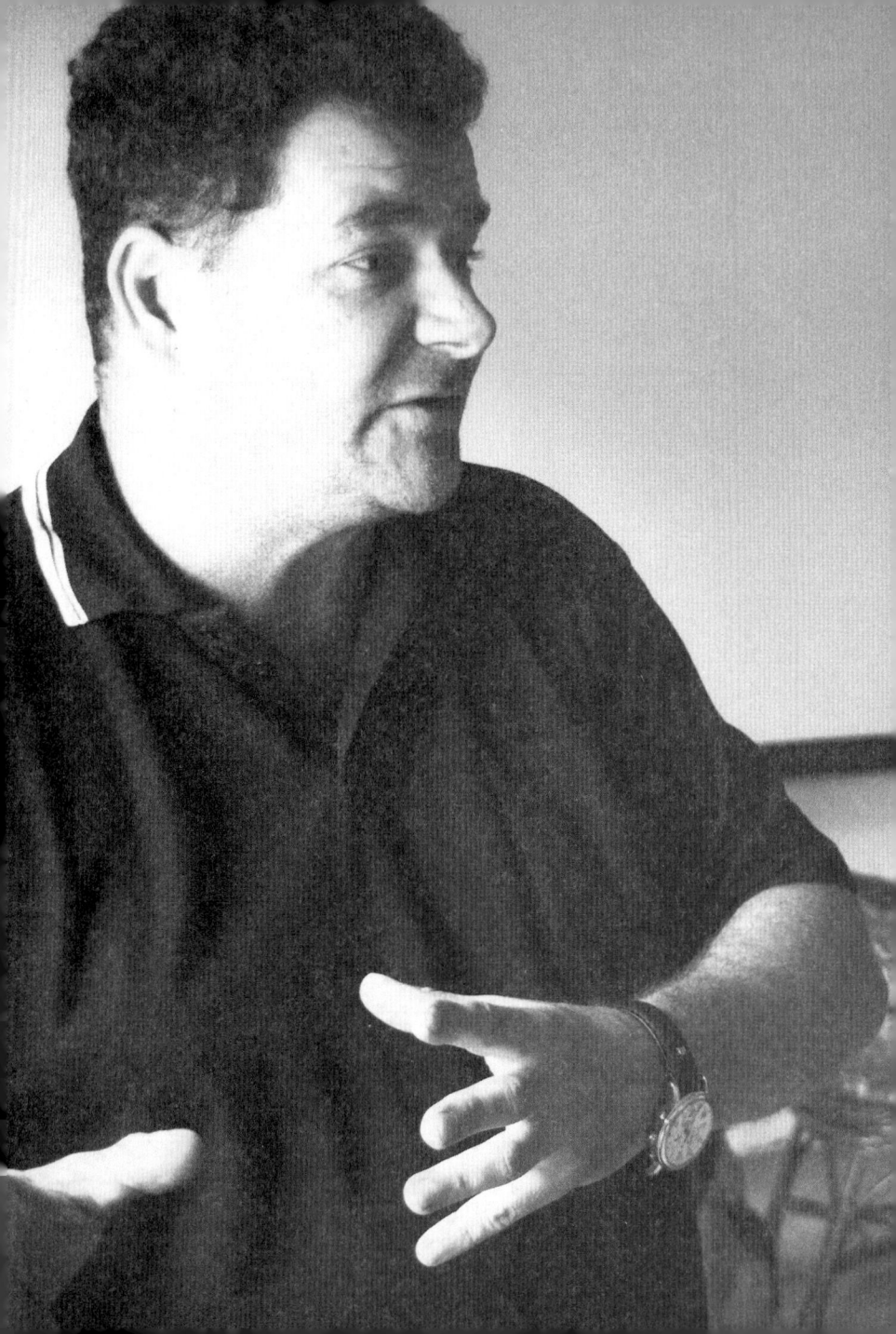

Kapitel 4
Markus: Die Bindungsangst

Markus, ein stattlicher junger Mann von fast einem Meter neunzig, erscheint mit einem für ihn sehr wichtigen Anliegen in meiner Praxis.

Er beschreibt sich als geselligen und lebenslustigen Typus Mann. Er umgibt sich gerne mit seinen Freunden und auch sonst steht eigentlich alles zum Besten. Eigentlich.

Was ihn zu mir führt und am meisten belastet, ist die Unfähigkeit Partnerschaften zu leben. Frauen kennen zu lernen, sei überhaupt kein Problem. Er sei alles andere als kontaktscheu, dennoch gelingt es ihm nicht, völlig in die Emotion zu anderen Menschen einzutauchen und sich dort wohlzufühlen.

Nach unserem Vorgespräch bei einer netten Tasse Tee beschreibt Markus seinen Leidensdruck als mittlerweile so belastend, dass seine Lebensqualität deutlich eingeschränkt ist. Gerade jetzt hat er wieder eine junge Dame kennengelernt, die wie er 32 Jahre alt ist und genau das sein könnte, was ein Mann sich zum Heiraten wünschen würde – genauer gesagt, die er sich zum Heiraten wünschte. Wenn da nur nicht diese Angst wäre.

Dann leite ich die Hypnose ein.

Nach wenigen Minuten ist die passende Trancetiefe erreicht und Markus taucht wunderbar in alle erforderlichen Situationen ein.

Ich bitte ihn, mir von einem schönen Tag in seiner Vergangenheit zu erzählen und schon findet er sich im Erleben eines Festes seiner Heimatgemeinde wieder.

Es ist so etwas wie ein Scheunenfest, bei dem sich alle treffen und die Stimmung ausgelassen ist. Er ist von Freunden umgeben und alles ist leicht. Sie feiern, singen, trinken und tanzen.

Auf diesem Fest sind auch alle hübschen Mädchen des Dorfes vertreten und alle verbringen eine unbeschwerte Zeit bis in die Morgenstunden. Das Besondere für ihn ist das Gefühl der Unbeschwertheit, genauer gesagt, dass er keine Verantwortung für andere hat.

„Ich kann niemandem schaden."

Und dann weiß ich: Jetzt kann es losgehen.

Mit dem letzten Satz hat er seine Angst, seinen Konflikt identifiziert und präzisiert.

Nun wissen wir, welches Thema unsere Reise bekommen wird.

„Niemandem schaden?", frage ich.

„Ja, das ist furchtbar. Ich möchte das nicht."

„Woher kommt das Gefühl, jemandem Schaden zuzufügen? Wie fühlt es sich für dich an, wenn du jemandem schadest?"

Er verzieht sein Gesicht. Er versucht dieses Gefühl in Worte zu kleiden, doch das ist oft sehr schwer. Unsere Vokabeln sind meist nicht ausreichend, um einem Zuhörer exakt zu schildern oder zu beschreiben, was in uns vorgeht.

„Es bereitet mir fast körperliche Schmerzen", sagt er. „Nein, das ist so nicht richtig", fügt er hinzu. „Es bereitet mir körperliche Schmerzen, mein gesamter Körper ist so angespannt. Diese Verantwortung macht mich fertig. Ich möchte doch nichts Schlimmes."

„Woher kennst du denn dieses Gefühl?", möchte ich wissen.

„Ach, da gibt es schon einige Momente in meinem Leben. Das hatte ich zuletzt in einer Situation mit meiner Mutter. Nichts Spektakuläres, überhaupt nicht. Wir telefonierten. Sie bat mich, etwas für sie zu erledigen, aber ich hatte keine Zeit, so wie das eben manchmal ist. Ich musste ihr diese Bitte abschlagen."

„Wie hat sie das aufgenommen?"

„Sie war überraschenderweise", er schmunzelt dabei, „fast verständnisvoll. Sie meinte, es wäre kein Problem und wir verabschiedeten uns wie gewöhnlich. Es hatte auch etwas Liebevolles. Es war alles normal, finde ich."

„Was belastet dich denn dann daran?"

„Nach dem Telefonat bemerkte ich, dass ich mich schlecht fühlte."

„Was bedeutet denn, du fühltest dich schlecht? Was genau war denn das, was dich am meisten belastete?"

Er fühlt kurz nach und sagt: „Schuld. Ich empfinde so etwas wie Schuld. Ich trage die Schuld, dass es ihr schlecht geht."

Durch jede Schilderung der Situationen und das Eintauchen in die Emotionen wird das eigentliche Problem immer besser charakterisiert.

„Okay, ich verstehe. Du trägst die Verantwortung dafür, dass es den Menschen in deiner Umgebung gut geht. Ist das öfter der Fall?", hake ich zusammenfassend nach.

„Das war auch schon in der Schule so."

„In der Schule?"

„Ja, ganz oft sogar. Meist sind es ja auch Kleinigkeiten."

Nun taucht er wieder sichtlich tiefer in seine emotionale Erinnerungsebene ein. Nach einer kurzen Pause spricht er weiter.

„Die Sache mit dem Pausenbrot zum Beispiel."

„Pausenbrot?"

„Ein Schulkamerad von mir, dessen Eltern nicht so viel Geld hatten, verbrachte mit mir die große Pause. Während ich meine Brotzeit aß, saß er bei mir und wir unterhielten uns. Ich bemerkte zuerst gar nicht, dass er nichts zu essen hatte, bis es mir irgendwann auffiel und ich ihn darauf ansprach. Er versuchte, sich nichts anmerken zu lassen, weil er sich schämte und nicht bedürftig wirken wollte. Aber er hatte Hunger. Das konnte ich sogar hören. Sein Magen knurrte laut, wie ein großer sibirischer Tiger. Ich bot ihm eines meiner Brote an und das war für mich selbstverständlich. Ich wollte, dass es ihm gut geht. Ich will eigentlich immer, dass es allen gut geht."

„Das heißt, dass du damals schon Verantwortung für deinen Mitschüler übernommen hast?"

„Ja. Es ist so wichtig für mich, dass es den Menschen um mich herum gut geht, stelle ich fest. Es ist wie ein Zwang. Allen muss es in meiner Nähe gut gehen. Aber das klappt eben nicht immer. Das macht mich fertig."

„Es klappt nicht immer? Was meinst du?"

„Da fällt mir ein anderer Tag im Kindergarten ein. Ich muss so vier oder fünf Jahre alt sein. Da ist auch meine kleine Freundin Bianca. Ein so süßes Mädchen."

„Deine Freundin?"

„Klar." Markus regrediert auch in Stimme und Wortwahl.

Dies ist ein sehr schönes und anschauliches Zeichen dafür, dass der Klient die Situationen so realistisch vor sich, oder besser in sich hat, als wären sie gerade jetzt im Moment.

„Sie ist so süß. Da kribbelt alles in meinem Bauch. Ich glaube, ich habe mich verknallt. Die werde ich heiraten. Was für eine gute Idee. Die heirate ich!" Dabei lacht er spitzbübisch.

„Das klingt toll, Markus. Was passiert dann?"

„Ich glaube, sie mag mich auch sehr. Das ist gut, dann heiratet sie mich bestimmt auch gerne. Wir sind beste Freunde. Und ich lasse sie von meinem Eis lecken. Das darf kein anderer. Mein Eis gehört mir, aber mit Bianca teile ich gerne."

Doch dann verfinstert sich sein Gesicht.

„Das können die doch nicht machen."

„Was passiert denn gerade?"

„Die ziehen weg. Bianca muss weg. Das darf nicht sein."

Nun beginnt er zu weinen. „Ihr Vater hat eine neue Arbeit und die ist so weit weg, dass sie umziehen müssen. Oh nein!"

„Wie geht es dir? Du scheinst ja richtig aufgewühlt zu sein."

„Ich bin so unglücklich!"

„Beschreibe mir das bitte noch ein bisschen genauer. Was macht dich denn so unglücklich? Dass du sie nicht mehr sehen wirst unter Umständen, oder ist es etwas anderes?"

„Das Schlimmste für mich ist, Bianca so traurig sehen zu müssen. Mein eigenes Leid ist schon furchtbar, es tut richtig weh. Aber Bianca so zu sehen, macht mich fertig."

„Wenn du die Wahrnehmungen und Gefühle, die du bislang in unserer Sitzung hattest, genauer ansiehst, Markus, was fällt dir dabei auf?"

„Es ist immer ein durchaus vergleichbares Gefühl. Es zieht sich durch die Situationen wie ein roter Faden."

„Fällt dir noch etwas auf oder ein?"

„Dass es allen besser ginge, wenn ich nicht wäre."

„Wie kommst du denn darauf?"

„Bianca wäre ein glückliches Mädchen geblieben, wenn sie mich nicht kennen würde. Auch mein Schulkamerad: Wenn es mich nicht gegeben hätte, dann hätte er gar nicht gemerkt, dass ihm etwas fehlt. Es wird immer erst schmerzhaft, wenn man etwas verliert, was man mal hatte, und wenn man vergleichen kann, vergleichen zwischen vorher und nachher oder dem, was andere haben oder man selbst."

„Wie würdest du das Gefühl denn benennen, das in dir aufsteigt?"

„Schuld! Ich bin schuld."

„Gibt es noch etwas, was wir ansehen oder ergründen müssen? Oder bist du vielleicht schon sogar soweit, dass wir an den Moment reisen können, an dem diese ‚Schuld' verursacht wurde oder gelöst werden kann?"

„Wir können weiter."

„Ok. Sehr gut. Du machst das übrigens wunderbar. Dann lass uns jetzt in die Situation eintauchen, in der wir diese ‚Schuld' verändern können. Lass dir die Zeit, die du brauchst und du wirst gleich erkennen, dass wir sofort da sein werden."

Es dauert einen kleinen Moment, bis sich die Augen hinter den verschlossenen Lidern wie wild zu bewegen beginnen.

Markus verändert komplett seine Mimik, so als liege nun ein anderer Mann auf meiner Hypnoseliege. Aber das ist noch nicht alles, was sich verändert.

Markus spricht nun plötzlich in Englisch zu mir. Es ist auch nicht das British English, das wir aus der Schule kennen. Es ist absolut authentisches amerikanisches Englisch mit texanischer Klangfarbe.

Vielleicht sollte ich noch kurz erwähnen, warum ich dies so besonders hervorhebe: Markus spricht überhaupt kein Englisch und er war weder jemals in England noch in Amerika, dennoch spricht er hier im Originaldialekt mit unverkennbarer „Kaugummi-Intonation."

Dies geschieht in Hypnose tatsächlich hin und wieder.

Klienten sprechen in anderen Sprachen und die meisten sind für sie in einem wachbewussten Zustand nicht geläufig.

Dieses Phänomen ist schon ziemlich beeindruckend, wenn es das erste Mal erlebt wird.

Ist das Ganze auch in einer Fremdsprache noch jederzeit sicher? Natürlich. Der Teil von Markus, mit dem ich mich unterhalte, ist immer in unserer gemeinsamen Sprache verbunden und somit kann ich immer noch kompetent und präzise alle Fortschritte leiten und begleiten. Es besteht auch kein Grund zur Sorge, den Kontakt zu verlieren. Ich bin selbstverständlich immer in der Lage, in die Muttersprache zurückzuführen.

Nachdem ich seinen Dialekt gut verstehen und mich mit ihm in Englisch unterhalten kann, entschließe ich mich, in dieser Fremdsprache weiterzuarbeiten, damit sein Verständnis der

Situation, auch durch das veränderte Spracherleben, intensiver und nachhaltiger ist.

Der Einfachheit halber schreibe ich aber in Deutsch weiter.

„Was ist da gerade, wo du bist?"

„Es tut so weh. Ein Alptraum. Das ist alles ein Alptraum. Mein Name ist Mike."

„Okay, Mike, was geschieht gerade?"

Markus befindet sich in einem Zustand, den viele als Reinkarnation bezeichnen. Hier ist es möglich, Informationen und Perspektiven anderer Menschen einzunehmen, also quasi in ein anderes Leben einzutauchen.

Das Schöne meiner Art zu arbeiten ist sicherlich meine Freiheit von Bewertung.

Meine Klienten werden niemals von mir bewertet werden. Für mich gibt es auch nicht richtig oder falsch, gut oder schlecht im eigentlichen Sinne. Ich muss auch keine Reinkarnationen als solche bezeichnen oder definieren, oder schlimmer noch, durch die absolute „Wahrheitssuche" beweisen oder widerlegen.

Das heißt, für den Erfolg meiner Behandlung spielt all das keinerlei entscheidende Rolle.

Möglicherweise gibt es Reinkarnationen. Vielleicht stecken wir auch gerade in einer. Vielleicht produziert das Unterbewusstsein auch gerade eine Metapher als Sinnbild für die momentane Situation.

.

Sogar wenn der Klient das Gefühl hätte, die Situation aus einem Film oder Buch wiederzuerkennen, würde es keine Rolle spielen.

Denn die alles entscheidende Frage ist doch, warum diese Bilder genau jetzt in diesem Augenblick erscheinen. Also muss es eine Verbindung geben.

Es ist auch ein relativ häufiges Phänomen, dass Klienten unvermittelt in solchen Bildern oder Reinkarnationen landen. Das bedeutet, auf der Suche nach der Ursache führt uns das Unterbewusstsein der Klienten in einen solchen Moment.

Dies geschieht meist einfach so. Die wenigsten Reinkarnationssitzungen haben als solche begonnen. Es hängt auch von den Weltbildern der Klienten ab. Jemand, der nicht daran glaubt, wird mit einer deutlich geringeren Wahrscheinlichkeit einfach so dort landen. Bei Klienten, in deren Landkarte dies fest vorkommt, ist ein solches Ergebnis auch nicht überraschend.

Wie steht es mit dem „Wahrheitsgehalt" von Reinkarnationen?

Die Antwort ist „gemischt".

Manches Mal sind die überprüfbaren Daten und Fakten absolut außergewöhnlich und maximal beeindruckend. Andere Sitzungen beinhalten kaum Informationen jenseits der individuellen Bedeutung. Aber genau darum geht es doch auch.

Mich lässt es entspannt arbeiten, denn auf meine „Wahrheit", meine Meinung oder gar mein Weltbild kommt es gar nicht an. Gültig ist immer die Weltanschauung des Klienten. Wenn wir versuchen würden, unser eigenes Weltbild durchzusetzen, dann wäre es, als wäre der Klient ein Fahrgast in unserem Taxi, der uns bittet, ihn schnellstmöglich zum Bahnhof zu bringen. Die Fahrt startet in Berlin und wir versuchen den Passagier zu überzeugen, dass der Hamburger Bahnhof viel schöner und besser für ihn sei. Wenn unser Klient seine Lösung in der Reinkarnation oder einem vergleichbaren Bild erhält, ist dies für uns immer das probateste Mittel der Wahl.

Aber nun zurück zu unserer Geschichte.

Mike fährt mit seiner Erzählung fort.

„Ich habe Schmerzen. Verdammt. So ein Mist. Ich habe nicht aufgepasst."

„Was ist denn geschehen, wo bist du?"

„Da sind Büsche und jede Menge Bäume hinter mir, ich bin gerade über eine Wiese gegangen. Und dann..."

„Ja? Dann?"

„Ein Riesenknall. Dann fliege ich durch die Luft, einige Meter weit. Ich bin der Einzige, den es erwischt hat - die anderen gingen in Deckung."

„Wenn du das, was du gerade erlebst, in einem Zeitbegriff einordnen solltest, wann wäre das?"

„1951. Es ist Krieg. Aber es ist nicht mein Krieg. Wir sind nicht zu Hause. Es ist ein anderes Land. Wir sind in Korea."

Dann schweigt er einen Moment und stößt einen tiefen Seufzer aus.

„Ahhhh, jetzt wird es besser, die Schmerzen lassen nach."

Nun verändert sich seine Stimme noch einmal deutlich.

„Was geschieht jetzt?"

„Ich bekomme Medizin. Morphium - eine Ampulle in das, was von meinen Beinen übriggeblieben ist."

Er erzählt weiter, dass er auf eine Mine getreten sei und schwer verletzt wurde.

Bei der Explosion hatte er beide Beine verloren und auch sonst noch einige schwere Verletzungen am gesamten Oberkörper erlitten.

„Es ist alles voller Blut. Meine Kameraden. Sie kümmern sich um mich und geben mir etwas gegen die Schmerzen. Ich werde sterben."

Dies sagt Mike ungewöhnlich emotionslos. Er scheint völlig unbeeindruckt.

„Es ist okay zu sterben. Das Sterben ist es nicht, was mich in Sorge versetzt."

„Was ist es dann?"

„Meine Familie." Nun rinnen Tränen der Verzweiflung und der

tiefen Trauer über sein Gesicht.

„Weißt du, jetzt wo ich sterbe, weiß ich, was geschehen wird. Meine Einheit wird mich zunächst zurücklassen müssen, um sich in Sicherheit zu bringen. Aber bei dem Versuch mich zu bergen werden alle sterben. Niemand wird von uns erfahren, wofür wir gestorben sind und wie wir gestorben sind. Dennoch ist das immer noch alles irgendwie ok. Nur eines nicht."

Er verharrt einen Augenblick, um sich zu sammeln.

„Meine Familie wird nie erfahren, was mit mir geschehen ist. Sie werden nicht einmal informiert werden können, dass ich gestorben bin. Die arme Lucie, meine arme Frau. Und meine süßen Kinder. Ich habe zwei entzückende Jungs. Ich werde sie nie wieder sehen. Sie werden in der Unsicherheit leben müssen, ob ich lebe oder nicht, ob ich vielleicht nicht doch irgendwann aus der Kriegsgefangenschaft zurückkehre oder ob ich für immer aus ihrem Leben entfernt wurde. Ich werde für allezeit eine offene Frage bleiben." Er schreit laut auf. „Das wollte ich nicht! Das haben sie nicht verdient! Was habe ich nur getan?"

„Das nimmt dich sehr mit, Mike, oder?"

„Es macht mich wahnsinnig."

„Was ist das Schlimmste für dich an all dem, was du gerade durchmachst?"

„Die zurückgelassene Ungewissheit, den Rest empfinde ich nicht so schlimm. Nicht einmal meinen eigenen Tod."

„Wenn du nun mal hineinspürst, wie es dir gerade geht, und das mit dem vergleichst, was Markus uns vorhin erzählt hat: Was fällt dir da besonders auf? Gibt es Parallelen oder große Unterschiede?"

„Markus' Wahrnehmung ist mit Mikes identisch."

„Was bedeutet das?"

„Ich fühle mich, als würde die Sorge in mir weiterleben und der Vorwurf, den ich mir mache, auch."

„Welchen Vorwurf denn?"

„Durch mein Leben und mein Lieben Schmerzen zu verursachen. Wenn es mich nicht gegeben hätte, müsste Lucie nicht so leiden. Und meine armen Kinder auch nicht." Dieses Gefühl zieht sich wie ein roter Faden durch alle Situationen.

In meinen Ausbildungen ist dieses Phänomen ein Teil des Jordan'schen Netzes.

Nachdem er sich ein wenig beruhigt hat, frage ich ihn, was er denn gerne noch getan hätte, um das Leid zu lindern, oder was er gerne noch tun würde, um besser zurechtzukommen.

„Ich möchte Lucie noch einmal sehen. Mich verabschieden. Auch die Kinder ein letztes Mal in den Arm nehmen und sagen, dass ich sie liebe."

„Okay. Dann werden wir das jetzt tun."

„Wie meinst du das?"

„In diesem besonderen Zustand, in dem du dich gerade befindest, spielen weder Zeit noch Raum eine Rolle. Wir sind unabhängig von diesen Größen. Du kannst dich nun mit all deiner Liebe mit deiner Frau Lucie verbinden und sie hierher in diesen geschützten Raum einladen. Manche Menschen können die Herbeigerufenen sehen, manche spüren sie. Ganz egal, wie es auch immer für dich sein mag, geh jetzt mit ihr in Kontakt und du wirst bemerken, dass sie gleich hier ist."

„Lucie, meine Lucie. Es tut mir so unsagbar leid. Ich habe nicht gut auf mich aufgepasst. Ich wünschte, ich hätte dir bei unserem Abschied eindringlicher gesagt, wie sehr ich dich liebe."

„Was macht Lucie jetzt?"

„Sie weint vor Rührung. Sie ist so wunderschön. Lucie, ich liebe dich von ganzem Herzen. Du bist die Liebe meines Lebens und ich möchte, dass du das niemals vergisst."

„Was möchtest du ihr noch sagen?"

„Ich werde sterben Lucie. Ich komme nicht mehr nach Hause. Du musst nicht auf mich warten." Wieder rinnen zahlreiche Tränen sein Gesicht hinab.

„Die Jungs. Sie brauchen einen Vater. Ich möchte von dir, Lucie, dass du lebst, dass du wieder glücklich wirst und einen wunderbaren Mann für dich suchst. Einen Mann, der unsere Kinder liebt und ihnen ein guter Vater ist. Das ist mein letzter Wunsch, mein einziger Wunsch."

„Wirklich dein einziger?"

„Ich möchte die Jungs noch einmal sehen, du hast recht."

„Dann sieh mal genau hin, denn da sind sie schon."

„Oh, wie schön sie sind und so stark. Kommt her, ich möchte euch umarmen. Brian, Terry, ich möchte, dass ihr mir gut zuhört." Die Kinder scheinen zu nicken.

„Ich liebe euch mehr als alles andere auf der Welt. Vergesst das niemals. Hört ihr? Niemals! Ich möchte, dass ihr aus eurem Leben etwas macht, zur Schule geht und studiert. Macht eurer Mutter Freude. Ich bin so stolz auf euch."

Es dauert einen Moment, bis er weitersprechen kann.

„Ich habe mich verabschiedet. Jetzt ist es gut."

„Wie geht es dir?"

„Mir geht es gut. Sehr gut. Sie sind weg."

„Kannst du mir erklären, wie das alles zusammenhängt? Wenn du nun in aller Neutralität und Weisheit von oben auf Markus und Mike hinabsiehst, was fällt dir dabei auf?"

Er lacht.

„Oh Mann. Das ist alles jetzt so klar." Mikes Gefühl ist Markus' Gefühl, so als sei es durch die Zeit auf ihn übergegangen: diese Angst zu verletzen, die Angst zu verlieren, die Angst zu verlassen, zurückzulassen. Das gleiche Gefühl. Markus konnte so keine Frau an sich binden - nicht bei dieser Gefahr, dieser Angst, wieder so zu verletzen."

„Das klingt unglaublich interessant. Was geschieht nun mit Markus?"

„Ahhh, er ist frei. Er hat die Angst zurückgelassen. Aber, Moment, da ist noch etwas. Irgendetwas scheint zu fehlen."

„Was könnte das sein?"

„Ich weiß es nicht."

„Kann es sein, dass da noch etwas zwischen Mike und Markus geschehen muss?"

„Ja, genau. Mike hat eine Nachricht für Markus."

„Eine Nachricht?"

„Ja. Er geht nun zu Markus und sagt zu ihm, dass er keine Angst haben muss. Alles ist gut. Das Leid, das entstehen könnte, ist ein normales Risiko im Leben der Menschen, aber kein Grund deswegen auf das Leben zu verzichten. Er nimmt ihn an die Hand und sagt: ‚Lebe, Markus, lebe, das Leben ist so schön. Die Liebe ist so schön. Gehe los und liebe!' Markus nickt ihm zu. Jetzt umarmen sie sich. Und nun geht Mike."

„Wie war das für dich, Markus?"

„Wie eine Befreiung. Ich bin frei und habe Lust zu lieben, die Angst ist überflüssig geworden."

„Spüre bitte nochmal an all die Stellen, an denen Markus seine Wahrnehmung von Verantwortung und Schuld hatte. Ist da noch etwas?"

„Nein, alles ist frei."

„Gut, dann müssen wir diese Stellen nun mit etwas Schönem und

Sinnvollem füllen. Was könnte das sein?"

„Meine Lebenslust. Die stecke ich da hinein und trage sie immer bei mir."

Er strahlt nun vor Glück, Energie und Lebensfreude.

Nun kann ich ihn aus der Hypnose ausleiten und alle Verbindungen zu Mike und zu anderen „Leben" trennen.

Ich glaube, es war ungefähr ein Jahr später, als ich eine Einladungskarte in meinem Briefkasten hatte. Es war eine Einladung zu einer Hochzeit.

Und die Karte war unterschrieben mit „Mike" ;-)

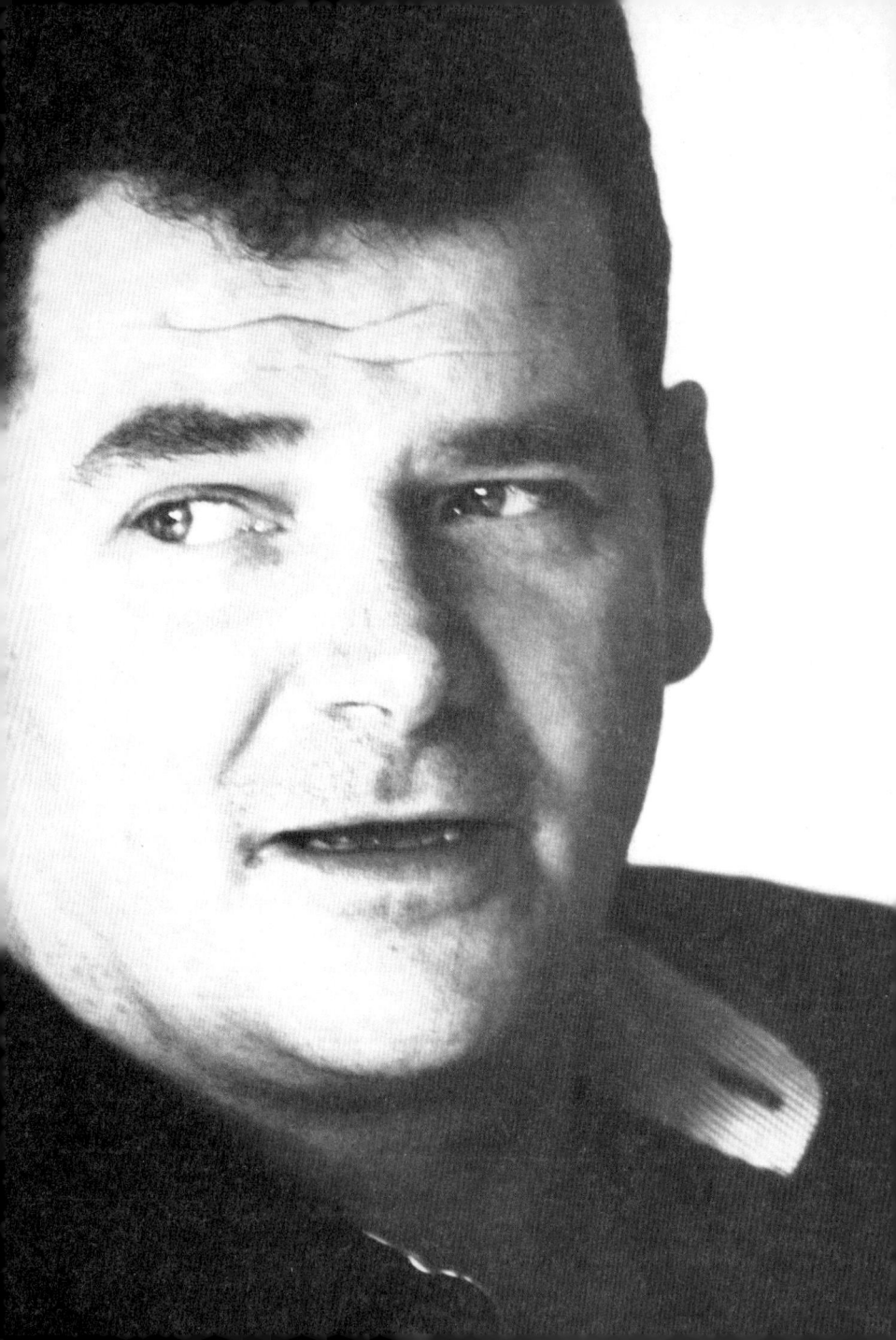

Kapitel 5
Josef: Die Hundeallergie

Die Fälle, von denen ich bislang erzählte, erwecken den Anschein, dass unsere Therapie am besten bei jüngeren Menschen angewendet wird.

Aber dem ist bei Weitem nicht so. Ein weiterer interessanter Fall handelt von einem älteren Menschen: ein Mann, Josef, im Alter von 78 Jahren.

Er kommt auf Empfehlung seiner Schwiegertochter zu mir, die einmal bei mir einen Hypnosekurs besucht hat. Sie kennt mich daher persönlich und ist sicher, dass ich auch mit schwierigeren Menschen zurechtkomme. Ihr Schwiegervater ist ihrer Meinung nach ein Vertreter dieser Kategorie.

Als Josef eines Tages, ich vermute mehr auf das Drängen der Schwiegertochter hin, zu mir in die Praxis kommt, ist er zuerst sehr unsicher und hält diesen ganzen Hypnosequatsch eher für Teufelszeug als für eine ernst zu nehmende Therapie.

Aber es ist, wie so oft, eine Frage des Leidensdrucks. Je höher und unerträglicher er ist, desto größer wird die Verzweiflung der „Unheilbarkeit" und somit steigt die Bereitschaft Dinge auszuprobieren, die man normalerweise nur müde belächelt hätte.

Und in diesem Fall ist der Leidensdruck tatsächlich außerordentlich hoch.

Josef hat beim Versuch, seine Hundeallergie zu therapieren, schon viel hinter sich. Von Globuli bis zu einem stationären Aufenthalt in einer psychosomatischen Klinik hat er schon alles versucht. Alles? Nein, fast alles. Der heutige Hypnosetermin fehlt noch in seinem Repertoire.

Josef schildert mir während des Vorgesprächs ein paar Situationen aus seinem Leben. Er erzählt von seiner Familie, seiner Frau, die er sehr, sehr liebt und die alles für ihn tut, dem Zusammenhalt im Allgemeinen, seinen Erfahrungen und Bemühungen in der Klinik, wie sehr er es genoss, dass seine Familie ihn während des Aufenthaltes dort fast ausnahmslos besuchte.

„Sie sind eine wunderbare Familie."

Ich lasse mir hier absichtlich Zeit, bevor ich mit der Hypnose beginne. Normalerweise sind meine Vorgespräche deutlich kürzer. Aber hier ist die Strategie eine andere.

Ich brauche einen Josef, der ohne Vorbehalte alles erzählt, was ihn bewegt, ohne zu überprüfen oder zu viel zu denken. Würde ich zu früh mit der Hypnose beginnen, würde dieses scheinbare „Geplauder" niemals auf einer emotionalen Ebene entstehen. Und genau darum geht es.

Ich muss es schaffen, dass der Klient freiwillig in seine Emotionen eintaucht. Die Emotionen sind das Wichtigste, um Veränderungen und Erkenntnisse zu generieren. Wissen und Emotionen, die zusammenwirken, ergeben Erkenntnisse.

Der Vorteil unserer Art zu hypnotisieren ist, dass bei IntuTrance erkenntnisorientiert gearbeitet werden soll. Somit entsteht eine verschwindend geringe Rückfallwahrscheinlichkeit.

Der IntuTrance-Hypnosetherapeut erarbeitet mit dem Klienten echtes, erworbenes Wissen und Erkenntnisse. Nur in besonderen Ausnahmefällen werden wir gezwungen, suggestiv zu arbeiten.

Aber zurück zu Josef.

Nun hat er durch die Möglichkeit, mir einfach zu erzählen, Vertrauen aufgebaut und sämtliche erdenklichen Störfaktoren sind unwirksam.

Er ist in dem Glücksgefühl zu seiner Familie und so muss ich ihn nur noch bitten, kurz die Augen zu schließen und mir genauer zu erzählen, was er damit meint.

Josef hat sich selbst in die Hypnose induziert.

Ich liebe es, wenn ein Plan funktioniert. Josef schließt die Augen und beschreibt weiter seine Erlebnisse. In der Klinik, zum Beispiel, nahm er am autogenen Training teil. Er hatte zwar keine Ahnung, was das sollte, aber irgendwie tat es ihm gut. Vielleicht hatte es aber auch ein kleines bisschen mit dem anerkennenden Lob der jungen, hübschen Übungsleiterin zu tun, die in der Schilderung einen besonders erwähnenswerten Anteil hatte.

Aber: Josef war locker und entspannt, konzentriert auf alle Ereignisse und gesprächsbereit ohne Einschränkungen. Er hat sichtlich Spaß, als er mir erzählt, wie gut er sich an den Übungseinheiten beteiligte.

Dann wechsle ich langsam das Thema. „Warum bist du heute hier, Josef?"

„Wegen meiner Hundeallergie."

„Wie äußert sie sich denn eigentlich?"

„Mir schnürt es die Brust zu. Es wird immer enger und dann bekomme ich keine Luft mehr und werde panisch."

„Was bedeutet denn panisch?"

„Mein Herz schlägt wie verrückt. Am liebsten würde ich weglaufen."

„Weglaufen? Wenn das mal ginge, oder?"

„Ja, verdammt. Ich kann nicht weglaufen. Ich bin zu alt für sowas."

„Du bist zu alt für sowas? Was meinst du?"

„Ach, den ganzen Mist zu Hause."

„Was denn für einen Mist?"

„Weißt du, wir leben mit drei Generationen in meinem Haus. In meinem Haus. Ich habe es gebaut. Die anderen leben mit drin und dann sowas. Ich habe die alle sehr lieb, wir sind eine tolle Familie. Ich habe die Kinder zu Respekt erzogen, aber nicht nur Respekt.

Die Kinder vertrauen mir, wir konnten immer über alles reden."
Dann pausiert er.

„Du sagtest ‚konnten', hat sich da etwas verändert?"

„Ja. Diese Ratte."

„Ratte? Du meinst den Hund?"

„Ja, wenn es wenigstens ein richtiger Hund wäre. Aber es ist nur so eine kleine, weiße, haarige Stolperratte."

„Okay, ist es richtig, dass es Dinge zwischen Himmel und Erde gibt, die du besser leiden kannst als diesen Hund?", frage ich mit einem deutlich hörbaren Lächeln in meiner Stimme.

Josef muss selber lachen.

„Das kann man wohl sagen. Weißt du, André, meine Kinder haben ihn einfach angeschafft, wegen meiner Enkel. Die finden ihn so süß. Ich könnte mich übergeben. Jetzt dreht sich alles nur noch um dieses Vieh."

„Du sagst, sie haben ihn einfach angeschafft?"

„Ja, aber es ist doch mein Haus! Ich habe es gebaut. Es gehört mir und dann bestimmen plötzlich die anderen, was hier geschieht."

„Die anderen bestimmen also? Aber sie haben dich doch sicherlich gefragt, oder nicht?"

„Ha, eben nicht." Jetzt wird es sichtlich emotional, Josef braust richtig auf.

„Eben nicht. Keiner sagt was. Keiner fragt mich. Keinen interessiert, wie es mir dabei geht. Bestimmt haben sie mich nicht gefragt, weil sie wussten, dass ich es nicht gewollt hätte."

„Eine Schweinerei."

„Ja genau, eine Riesenschweinerei. Und das mir. Ich habe immer alles für sie getan, auf alles verzichtet und keinen interessiert es, wie es mir geht. Auf einmal ist die Ratte da und leckt mir durchs Gesicht, wenn ich schlafe. Stell dir das einmal vor!" Er ist jetzt richtig in Fahrt. „Da kommen die einfach so in meine Wohnung, als ich Mittagsstunde mache, und dann trifft mich fast der Schlag, als ich in die Augen dieses Wischmobs sehe. In meinem Gesicht. Ich bin so erschrocken! Und dann fragen sie mich, ob ich mich nicht auch freue. Unglaublich. Ob ich mich nicht auch freue – was bilden die sich ein! Und überhaupt, immer wenn ich die Türe einen Spalt offen lasse, kommt der zu mir rein."

„Er mag dich wohl."

„Toll, auch das noch."

Langsam beruhigt sich Josef ein wenig und erzählt weiter.

„,Schau mal, wie süß, ist er nicht putzig? Die Kleinen haben ihn sich so sehr gewünscht. Wir konnten einfach nicht nein sagen. Süß, oder?' Er war wohl von einer Arbeitskollegin meines Sohnes", meint Josef.

„Irgendwie süß ist er ja tatsächlich. Aber die Art und Weise! Das geht doch so nicht, oder? Sie hätten mich fragen müssen. So. Basta. Egal ob süß oder nicht."

„Wie geht es dir jetzt, Josef?", frage ich mit ruhiger Stimme.

„Besser. Endlich ist es mal raus."

„Ja. Endlich ist es mal raus. Ich finde, du machst das hier großartig, Josef. Ich bin so voller Respekt für dich und deinen Mut."

„Ja? Findest du?

„Absolut. Deine Familie ist sicher sehr stolz auf dich im Allgemeinen, oder?"

„Ja, ich denke schon, aber warum machen sie denn sowas mit mir?"

„Das könnten wir jetzt mal herausfinden. Möchtest du?"

„Ja, das möchte ich gerne."

„Okay, mein Lieber. Los geht's. Bitte stell dir mal vor, du könntest wie ein Adler über eurem Haus kreisen. Natürlich ist es ein besonderer Adler. Er verfügt über alles Wissen und alle Weisheit des Universums. Was denkst du, würde er wahrnehmen, wenn er auf euch hinabsieht?"

Auf diese Weise verändere ich die subjektive Perspektive von Josef in eine weniger emotionale, eine Metaebene.

„Er sieht auf eine tolle Familie. Sie lieben sich. Alles ist ruhig und liebevoll, es dreht sich meist um liebevolles Zusammensein. Sie respektieren sich gegenseitig und nehmen auch Rücksicht. Aber dann verstehe ich das alles überhaupt nicht mehr."

Josef wirkt ein wenig verwirrt. Bei dem Versuch, die Zusammenhänge zu verstehen, hat er nochmals die Perspektive in seine eigene gewechselt. Das geschieht hin und wieder. Der Klient führt den Wechsel nicht einmal bewusst herbei. Es geschieht einfach dadurch, dass die Fähigkeit zur Abstraktion und zum Hineinversetzen in uns allen vorhanden ist.

Wir führen dann einfach wieder zurück in die Metaebene.

„Was verstehst du genau nicht?"

„Wenn es um Bedürfnisse geht, warum ignorieren sie dann meine derart herzlos?"

„Okay, verstehe, du fühlst dich übergangen? Ist das so?"

„Ja, genau. Sie haben mich übergangen."

„Bitte schau noch mal aus der Adler-Perspektive darauf und beschreibe, was du siehst."

„Also", er atmet tief durch, „ich sehe begeisterte Enkelkinder. Die Eltern sind glücklich, weil sie ihren Kindern eine solche Freude machen konnten. Alle sind glücklich. Oh, alle stimmt jetzt nicht ganz. Ich sehe noch den Opa im Haus. Er ist der Patron - so fühlt er sich wohl. Er leitet und steuert, wie er es immer getan hat. Aber dann kommt dieser kleine, weiße Hund in sein Leben. Er hat nicht geleitet, er hat nichts gesteuert, er wurde nicht einmal gefragt. Niemand fragt den Patron. Jetzt ist er verletzt."

„Das klingt ja alles sehr spannend", merke ich an. „Er ist verletzt?"

„Ja, er ist verletzt. Er fühlt sich wertlos. Wertlos und unverstanden."

„Wertlos?"

„Ja, wertlos. Der Mann, der immer alles geplant und getan hat, ist nun wertlos geworden. Der alte Mann ist richtig unglücklich."

„Warum tun die Kinder ihm das an?"

„Sie denken sich nichts Böses dabei. Niemand wollte irgendjemanden verletzen. Es ist einfach so geschehen. Die Perspektive der Eltern war völlig auf die Bedürfnisse der Kinder gerichtet. Sie hatten kein Bewusstsein dafür, dass auch der Großvater ein Bedürfnis haben könnte. Dabei war es ihnen nicht einmal egal, es war einfach nur aus ihrem Fokus verschwunden."

„Das klingt nach einem Versehen."

„Ja, das war es. Ein Versehen. Niemand wollte etwas Böses!"

„Okay, das leuchtet mir ein. Mich würde jetzt interessieren, was das alles mit der Hundeallergie zu tun hat. Darüber haben wir noch gar nicht gesprochen. Wenn du nun mit aller Weisheit und aller Neutralität des Universums noch einmal auf die Situation blickst und das jetzt mit der Perspektive der Hundeallergie tust, was fällt dir auf?"

„Das ist alles ziemlich verworren. Der alte Mann wird einfach so vor vollendete Tatsachen gestellt. Er hat nicht einmal eine Chance, sein Bedürfnis zu erklären und darzustellen, was ihm wichtig ist. Auf einmal ändert sich das ganze Leben. Seine Meinung war immer wichtig und gefragt. Und nun entscheiden einfach andere. Sie entscheiden für sich selbst und, was für den Großvater noch viel schlimmer ist, sie entscheiden auch über ihn und sein Leben. Und es sieht ganz so aus, als hätte der Großvater ein wichtiges Bedürfnis. Er möchte gerne ernst genommen werden. Andererseits möchte er auch niemanden verletzen. Es ist ihm sehr wichtig, dass es allen Familienmitgliedern gut geht. Und dennoch fühlt er sich in der Pflicht, seinen Standpunkt irgendwie darzustellen und zu verteidigen.

Wenn ich jetzt die Hundeallergie mit in Betracht ziehe, dann ergibt sich ein spannendes Bild. Die Allergie macht plötzlich Sinn. Sie gibt dem Großvater die Möglichkeit sich zu distanzieren. Sie verschafft ihm Raum und gibt ihm die Möglichkeit, eine Grenze zu setzen. Jeder hat Verständnis, wenn es ihm nicht gut geht. Plötzlich nimmt jeder wieder Rücksicht. Die Allergie gibt dem Großvater die Möglichkeit sich zurückzuziehen - zurückzuziehen in sein Reich, so schafft er sich sein Refugium."

„So, die Allergie macht also Sinn?"

„Ja, scheinbar, so habe ich das noch niemals gesehen."

„Es scheint so, als gäbe die Allergie dem Großvater wieder mehr Einfluss in dieser Familie. Ist das so?"

„Ja. Ich muss es zugeben. Aber das war nie meine Absicht. Diese Perspektive ist mir vollkommen neu. Und, wenn ich ehrlich bin, ist sie mir sogar ein bisschen peinlich."

„Ja, Josef, ich frage mich gerade, was du wohl bräuchtest, um keine Allergie mehr zu benötigen. Was könnte es sein, dass du den Nutzen der Allergie einfahren kannst, ohne Symptome zu benötigen?"

„Ach, André, das klingt alles so, als ob ich mir diese Allergie nur eingebildet hätte. Aber das ist nicht so. Ich bekomme in Gegenwart des Hundes tatsächlich keine Luft mehr."

„Ja, klar, Josef, das glaube ich dir gerne. Niemand sagt, dass du dir das alles nur einbildest. Manchmal geht unser Unterbewusstsein seltsame Wege. Ich habe schon erlebt, dass, wenn wir Menschen nicht mehr weiter wissen, unser Unterbewusstsein ganz weise Entscheidungen trifft. Es gibt uns manchmal geradezu eine Marschrichtung vor. Und dies geschieht manchmal so deutlich, dass wir keine andere Wahl haben.

Wenn wir jetzt mal davon ausgingen, dass dein Unterbewusstsein den Lösungsweg aus dieser Situation über die Allergie gewählt hat, dann wird die ganze Sache doch erst richtig spannend. Lass uns mal ein wenig fantasieren. Was glaubst du, müsste geschehen, damit die Allergie überflüssig werden würde?"

„Die Antwort ist ziemlich einfach. Der Großvater müsste wieder das Gefühl bekommen, dass seine Meinung wichtig und gefragt ist. Er möchte sich einfach nur wieder wichtig fühlen. Das ist sein Bedürfnis. Mehr ist es gar nicht."

„Okay, was könnten wir tun, damit der Großvater dieses Gefühl wieder bekommt?"

„Ich glaube, er müsste den anderen sagen, wie er sich fühlt."

„Ach, dann hat er das wohl noch gar nicht getan?"

„Nein, natürlich nicht."

„Warum denn nicht?"

„Weil es doch klar sein sollte, wie es ihm geht, so etwas muss man doch nicht sagen. Oder vielleicht doch?"

„Ja, vielleicht muss man das doch tun. Schau mal, Josef, du dachtest auch, dass deine Kinder den Hund anschaffen, obwohl sie wüssten, dass du nein sagen würdest. Nun hast du aber, aus der Perspektive des Adlers, eine ganz andere Information erhalten. Du sagtest vorhin, dass deine Kinder so auf die Enkelkinder fokussiert waren, dass sie schlicht und ergreifend nicht an dich dachten. Es war nichts Böses beabsichtigt. Ich frage mich gerade, woher man denn immer wissen soll, was die anderen wollen? Wenn ich mich an meine Schulzeit versuche zu erinnern, fällt mir auf, dass ich das Fach Gedankenlesen wohl geschwänzt haben muss. Wie war es denn bei dir?"

„Du hast ja recht. Natürlich können sie meine Gedanken nicht lesen. Sie können nur wissen, was ich möchte, wenn ich ihnen sage, was ich möchte. Aber ich glaube, das vergisst man einfach manchmal. Je besser man einen Menschen kennt, desto eher ist man versucht zu glauben, man wisse was er denkt."

„Sehr gut, was möchtest du deinen Kindern jetzt also am liebsten sagen?"

„Ich möchte ihnen sagen, dass ich mich sehr geärgert habe. Ich möchte ihnen sagen, wie gemein ich es finde, dass sie mich so übergangen haben. Ich frage immer, ob sie etwas brauchen oder ob ich etwas tun kann und dasselbe hätte ich mir auch gewünscht. Wenn ihr den Kindern eine Freude machen wollt, indem ihr einen Hund ins Haus holt, dann möchte ich gefragt oder zumindest informiert werden. Ich finde, das ist mein gutes Recht. Und wer gibt euch das Recht, zu denken, ich würde den Enkeln keine Freude machen wollen? Ich bin mir sicher, dass, wenn ich an das Lächeln der Kleinen denke, ich mir einen Hund im Hause sehr gut hätte vorstellen können."

„Wie geht es dir jetzt, Josef?"

„Ich bin richtig erleichtert. Und beim Aussprechen ist mir noch etwas aufgefallen."

„Was denn?"

„Ich glaube, ich bin eifersüchtig. Bislang kamen die Kinder zu mir, wenn sie kuscheln wollten. Und jetzt braucht keiner mehr den Opa. Wenn die Kinder schmusen wollen, nehmen sie den kleinen Hund. Früher waren sie oft in meiner Wohnung und wir verbrachten eine schöne Zeit gemeinsam. Nun, nachdem sie den Hund haben, wird diese Zeit immer weniger. Da ist eine Hundeallergie eine schöne Ausrede, ja, leider auch ein schöner Selbstbetrug. Aus Angst, dass die Kleinen nicht mehr freiwillig gerne zu mir kommen, habe ich einen Grund geschaffen, dass sie nicht mehr zu mir kommen können. Somit sind die Eventualitäten nicht mehr verletzend. Es gibt ja eine Ausrede."

Josef scheint ziemlich erschüttert zu sein. Dieser neue Aspekt hat ihn ziemlich mitgenommen.

„Was brauchst du jetzt, Josef?"

„Ich möchte doch einfach nur lieb gehabt werden. Ich wünsche mir so sehr, dass sie mich lieben und die Zeit gerne mit mir verbringen. Ich möchte nicht abgeschoben werden, aufs Abstellgleis. Das könnte ich nicht überwinden. Ich habe immer Leistung gebracht und alle sahen zu mir auf. Wenn man alt wird, ändert sich vieles. Ich glaube, meine größte Angst ist es, eine Last für meine Lieben zu sein. Damit könnte ich nicht umgehen. Ist das nicht unglaublich? Aus Angst eine Last zu werden, werde ich durch die Allergie zur Last. Auf solche Verknüpfungen kommt doch kein normaler Mensch!" Er schüttelt den Kopf.

„Ja, unglaublich. Manchmal beherrscht uns eine paradoxe Logik. Nichts von dem, was geschehen ist, ist beabsichtigt. Dennoch passiert es. Die Tatsache, dass du jetzt weißt, wie die Dinge zusammenhängen, gibt dir die Möglichkeit zur Verhinderung. Du kannst jetzt mit deiner Energie und deinem Bewusstsein eine Entscheidung treffen. Eine Entscheidung für dich, deine Familie und deine Gesundheit. Wie klingt das?"

„Das klingt fantastisch. Sag mir, was ich tun soll!"

„Ja? Soll ich dir sagen, was du tun sollst? Oder ist es genau das, was du eben nicht möchtest? Kann es sein, dass es nur darauf ankommt, was du möchtest und wie du es umsetzen kannst? Also, stell dir mal die Frage, was jetzt mit deiner Allergie geschehen soll. Was möchtest du tun?"

„Ich möchte so gerne nochmal mit den Kindern sprechen. Ich muss ihnen sagen, wie sehr ich sie liebe und dass ich heute gesehen habe, dass aus meinen Kindern Eltern geworden sind. Sie sind erwachsen geworden und treffen eigene Entscheidungen. Sie brauchen meinen Rat nicht mehr zwingend. Aber ich möchte auch, dass sie wissen, dass ich für sie da bin, wenn Sie mich brauchen. Mit Rat und Tat. Ich möchte ihnen sagen, dass ich sie schätze und respektiere und dass ich unfassbar stolz bin auf sie. Sie waren großartige Kinder und sind jetzt fantastische Eltern. Und ein bisschen ist es auch mein Verdienst, auch das macht mich stolz." Dabei lächelt er verschmitzt.

„Und die Allergie?"

„Die darf jetzt gehen. Ich brauche sie nicht mehr."

„Was soll mit ihr geschehen?"

„Ich möchte sie in eine Kiste stecken und vergraben, damit sie keinen Schaden mehr anrichten kann. Ein für alle Mal."

„Gut. Dann packe deine Allergie in eine Kiste und vergraben sie, ein für alle Mal."

„Das tut gut. Endlich! Ich bin frei!"

„Fühle jetzt mal in deinen Atem. Merkst du den Unterschied? Was verändert sich?"

„Alles wird so leicht. Atmen ist ganz leicht. Unglaublich. Mein Brustkorb hebt und senkt sich fast von alleine."

„Großartig. Du machst das unglaublich gut. Was können wir jetzt noch tun?"

„Es ist so schön, dass ich jetzt gut atmen kann. Aber ich möchte herausfinden, wie es wäre, wenn der kleine Hund in meiner Nähe ist. Das möchte ich gerne herausfinden. Können wir das tun?"

„Natürlich, wenn du das möchtest. Dann stell es dir jetzt mal ganz vorsichtig vor und beobachte dabei deinen freien Atem, wie leicht du atmest, wenn der kleine weiße Hund zu dir in die Wohnung kommt. Beschreibe bitte, was du wahrnimmst."

„Jetzt kommt er zu mir, der kleine Wischmob." Er lacht. „Er ist so süß. Ich möchte ihn streicheln. Es ist nicht zu glauben, ich kann atmen. Ganz einfach, so als wäre es noch niemals anders gewesen. Er ist so süß. Ich kann die Kinder gut verstehen. Ich glaube, wir werden noch richtig gute Freunde."

„Und jetzt? Was brauchst du noch, damit du heute gut und gesund nach Hause gehen kannst?"

„Ich möchte danke sagen. Zu meinen Kindern. Die mich in der

Klinik besucht haben. Die in der Krankheit zu mir gestanden haben und mir zeigen, dass sie mich lieben. Ich muss nur genau hinsehen. Sie zeigen und sagen es mir auf ihre Weise jeden Tag. Ich bin ein glücklicher Mann. Danke!"

„Gut, wenn dann alles getan ist, was getan werden musste, dann wird es Zeit zurückzukehren. Fühle noch einmal in deinen Atem hinein, wie angenehm es ist, frei von Allergien zu sein."

Kurz darauf öffnet Josef seine Augen und weint vor Rührung. Er ist glücklich und dankbar.

„Bitte sei so nett und rufe mich in den nächsten Tagen noch einmal an, damit wir besprechen können, ob du noch etwas brauchst oder nicht. Ansonsten bitte ich dich, vorsichtig zu sein und einfach mal für möglich zu halten, dass du jetzt frei von Allergien sein kannst. Und dann wollen wir sehen, was passiert. Ist das okay für dich?"

„Ja, das klingt sehr gut."

Er verabschiedet sich und verspricht mir, in drei Tagen anzurufen.

Bei unserem Folgetelefonat erzählte mir Josef, dass der kleine Hund nun in seiner Wohnung ein und ausgeht. Er meinte, er sei fast öfter bei ihm als bei den Kindern. Er wüsste wohl, wo es ihm gut geht. Dabei lachte er herzlich.

Von Atemproblemen war keine Spur mehr zu entdecken und Josef ist noch heute verliebt in sein kleines Haustier.

Ich gebe zu, dass die Erfolge, die wir mit IntuTrance zu verbuchen haben, schon sehr beeindruckend sind.

Des Öfteren werde ich gefragt: „André, wie würdest du das Besondere von IntuTrance beschreiben?"

Um diese Frage zu beantworten, habe ich viel und oft nachgedacht, denn die Antwort auf einen allgemein verständlichen Nenner zu bringen, ist nicht ganz so einfach. Letzten Endes kristallisiert sich aber dann doch eine Besonderheit in auffallender Klarheit heraus. Was unsere Art zu arbeiten so besonders macht, ist eine außergewöhnliche Kombination. IntuTrance vereint maximale Kompetenz, einen wundervollen Kontakt auf Augenhöhe und die Fähigkeit, jederzeit mit Lösungsintuitionen verbunden zu sein.

Wie ich festgestellt habe, konzentrieren sich viele Therapeuten alleine auf die sichere Anwendung der Techniken. Dies führt in der Regel präzise zur Verbesserung des Befindens des Klienten. Doch oft sind die Erfolge leider nur vorübergehend. Warum ist das so? Weil oft mit geborgtem Wissen gearbeitet wird. Damit meine ich, dass der Therapeut seine Lösungsideen auf den Klienten zu übertragen versucht.

Das funktioniert sogar manchmal. Wenn der Klient jedoch etwas kritischer ist, dann kann es nach ungefähr sechs bis sieben Wochen zu einer innerlichen Überprüfung des Sitzungsergebnisses kommen. Was die Folge ist, wenn es in der Sitzung keine Erkenntnis gab, ist vermutlich schnell erklärt. Man könnte es auch als Rückfall bezeichnen.

Wenn es uns gelingt, unsere Klienten bereits vor der Hypnose von unserer Kompetenz zu überzeugen und dies auf einer Basis von grenzenlosem Vertrauen beruht, dann geschieht etwas ganz Besonderes.

Der IntuTrance-Therapeut wird Antworten erhalten, auf Fragen die er noch nicht gestellt hat. Ich kann mir gut vorstellen, dass es sich beim Lesen dieses Buches etwas seltsam anfühlen mag. Spannenderweise würden alle meine Seminarteilnehmer genau diesen Satz unterschreiben. Ich sage immer, dass eine erfolgreiche Hypnosesitzung lange vor der Induktion (Einleitung) beginnt. Hier stellen wir den Kontakt her und ein positives Setting ein.

Mir fällt zudem auf, dass dieses Grundwissen leider nicht in jeder Praxis üblich ist.

Woran ich das merke? Ganz einfach, an den Patienten, die nach verunglückten Hypnosesitzungen letzten Endes bei mir in der Praxis landen, um einen neuen Weg zu finden, mit ihrem Leidensdruck besser umgehen zu lernen.

Ich sage bewusst, besser umgehen, denn an dieser Stelle sind die Klienten bereits so frustriert, dass ihnen der Glaube an komplexe Heilung der Symptomatik schon fast vollständig verloren gegangen ist.

Um besser und plastischer erklären zu können was ich meine, möchte ich den Fall von Susanne beschreiben.

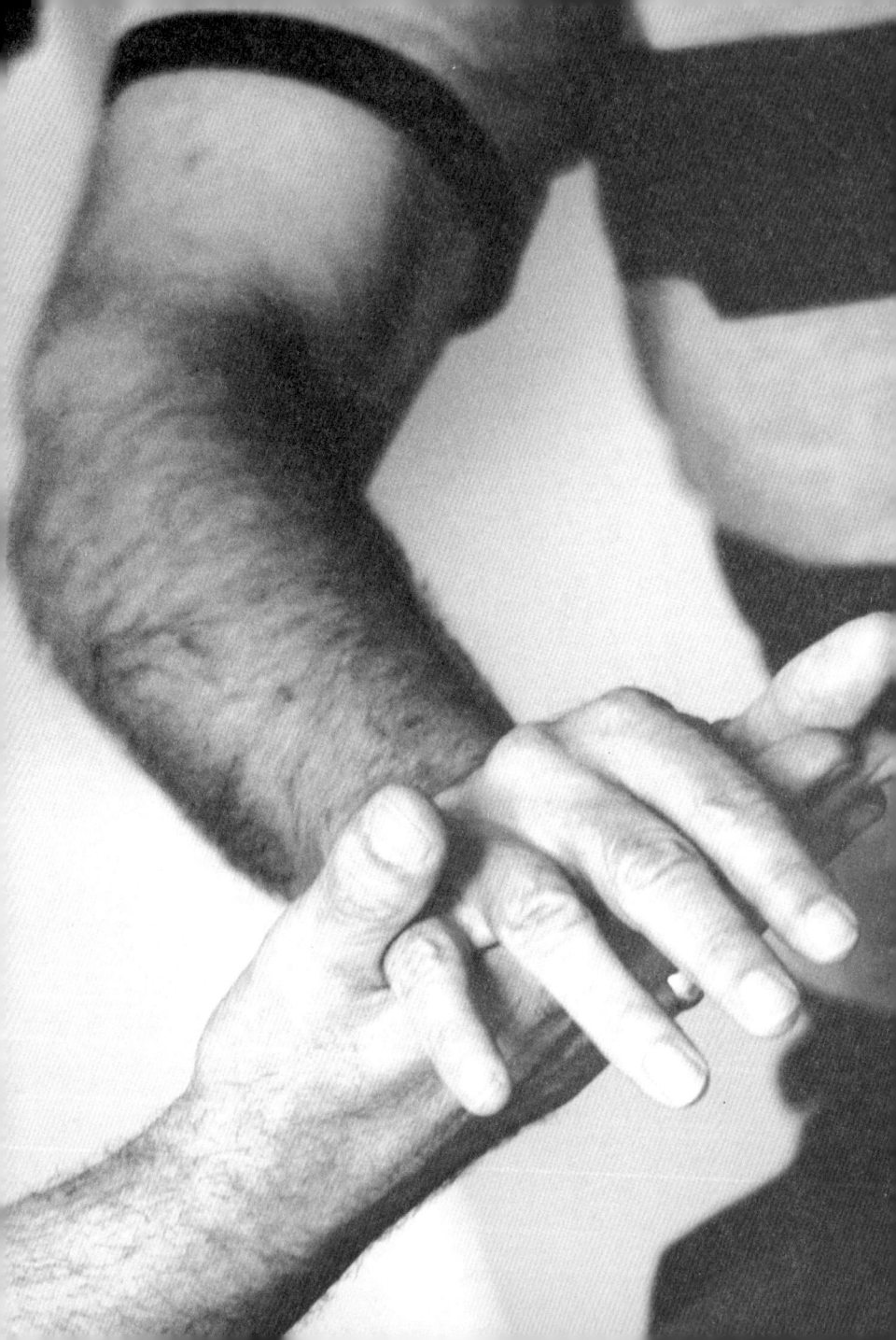

Kapitel 6
Susanne: Lernblockade

Susanne war vor einigen Monaten bereits zur Behandlung bei einem anderen Hypnotiseur. Dieser machte mit ihr eine Hypno-Analyse und kam tatsächlich mit der Ursache des Problems in Kontakt. Schließlich bat er Susanne, sich ein Bild von ihrer Lernblockade zu machen. Susanne ist eine Frau mit großem Vorstellungsvermögen und somit war diese Aufgabe für sie eine leichte Übung. Sie antwortete, dass sie beim Gedanken an ihre Lernblockade, warum auch immer, ein junges Mädchen mit roten Zöpfen sehen würde. Sie meinte, dass dieses Mädchen aussehen würde wie Pippi Langstrumpf. Dann korrigierte sie sich und war sich auf einmal ganz sicher: Es ist Pippi Langstrumpf.

Susanne und der Therapeut unterhielten sich eine Zeit lang über Pippilotta, wie sie sie liebevoll nannte, bis er zu der festen Überzeugung kam, dass diese Pippi die Wurzel allen Übels war. Er sagte: „Sie ist schuld, dass du nicht lernen kannst. Sie ist verantwortlich für deinen Mangel an Konzentration und deine Unfähigkeit zu lernen."

Der Therapeut hatte hier bereits sein festes Bild und war dabei, für Susanne ein fertiges Lösungsbild zu konstruieren. Warum ich das Ganze für problematisch halte, möchte ich nun im Folgenden erklären.

Der Kollege war hier leider nicht neutral. Er forderte Susanne auf, sich von ihrer Pippi Langstrumpf zu trennen, denn dies sei die einzige Möglichkeit, ihr Problem zu lösen. Susanne war hier immer noch in der Annahme, der Therapeut verstünde sein Handwerk und verbannte somit ihre Pippilotta aus ihrem Leben.

Die größte Auffälligkeit jedoch entstand erst nach der Behandlung. Susanne fehlte jegliche Lebensfreude und ihre gesamte Leichtigkeit. Alles fühlte sich schwer und unlösbar an. Dies hatte zur Folge, dass sie jetzt überhaupt nicht mehr lernen konnte.

Susanne befand sich gerade in der Prüfungsvorbereitung zum Heilpraktiker und unter erheblichem Zeitdruck. Unter diesen Umständen hatte sie keinerlei Chance, die Prüfung zu bestehen, da sie sich nun überhaupt nicht mehr konzentrieren konnte.

Sie wusste auch, dass ihr schlechter Zustand wohl mit dem Verlust ihrer Pippilotta zu tun hatte, aber dennoch war sie alleine nicht in der Lage, wieder mit ihr in Kontakt zu treten.

Lernen war nun völlig unmöglich geworden. Wenn ich also kurz zusammenfassen darf, so ging es ihr nach der Behandlung deutlich schlechter als vorher.

Bei dieser Gelegenheit kann ich eines meiner wichtigsten Grundprinzipien erklären.

Eines unserer Grundprinzipien besagt, dass es dem Klienten nach einer Sitzung immer besser gehen muss als vor einer Sitzung.

Das ist eines der wesentlichen Ziele jeder Handlungseinheit, die ich durchführe.

Ich halte dieses Vorgehen für absolut existenziell, denn sollte ich einmal während der Behandlung noch nicht zur Auflösung des Problems gelangen, weiß ich dennoch, dass der Klient die Sinnhaftigkeit weiterzuarbeiten erkennen wird, weil er eine deutliche Erleichterung fühlen kann.

Wenn es dem Klienten nach der Sitzung nicht besser geht als vorher, bekommst du vielleicht keine weitere Chance, um an diesem Thema zu arbeiten.

Susanne sitzt nun mit diesem Leidens- und Leistungsdruck vor mir.

Ich gebe zu, dass ich Susanne für ihren Mut, ein weiteres Mal eine Hypnose anzugehen, wirklich bewundere. Dies ist alles andere als selbstverständlich. Sie wirkt betrübt und niedergeschlagen und beklagt, dass sie nun keinerlei Kapazitäten mehr habe, um sich auf ihre Prüfung vorzubereiten.

Diese Prüfung bedeute ihr sehr viel. Sie habe lang auf diesen Termin warten müssen und nun, da es so weit ist, kann sie sich nicht mehr konzentrieren. Für sie ist dies eine Katastrophe. Ihr großer Traum ist in Gefahr. Die Angst, nicht zu bestehen, verstärkt die Lernblockaden natürlich zusätzlich. Ein Teufelskreis.

Nachdem Susanne mir ihr Leid geschildert hat, reflektiere ich kurz, ob diese Grundvoraussetzung mich unter Druck setzen würde oder nicht.

Sich selbst und seine Verhaltensmuster zu kennen, ist ein wichtiger Bestandteil eines erfolgreichen Hypnosetherapeuten. Denn nur so kann ich auf einer liebevollen Augenhöhe für meine Klienten da sein. Ich fühle keinen Druck und bin der festen Überzeugung, dass ich mich auf den Prozess mit Susanne einlassen möchte.

Ich weiß nur zu gut, dass ich niemanden retten kann. Ich verstehe mich als Begleiter oder auch als Fährmann, der sich mit all seinen Fähigkeiten und Potenzialen in den Dienst seiner Klienten stellt.

Nachdem Susanne mir alle Details des Problems und der vorangegangenen Behandlung erzählt hat, leite ich eine Hypnose ein. Ich bitte sie, mir mehr von ihrem Lernverhalten zu erzählen.

Daraufhin berichtet sie mir, dass sie während ihrer Schulzeit großes Interesse an den Naturwissenschaften hatte. Biologie und Chemie waren unter anderem ihre Lieblingsfächer. In den Bereichen, die sie so interessierten, fiel es ihr leicht, sich Wissen anzueignen und gezielt wieder abzurufen. Entsprechend gut waren hier auch ihre Noten.

Während Susanne mir von ihrer Schulzeit erzählt, macht sie einen äußerst entspannten Eindruck.

Wenn man ihre Lernproblematik betrachtet, war nicht unbedingt damit zu rechnen, dass ihre gesamte Schulzeit für sie eine positive Erinnerung war. Aber umso schöner ist es, dass wir in dieser positiven Emotion unsere Reise beginnen können.

Ich lasse sie ganz deutlich hineinspüren, wie es sich anfühlt, wenn sie leicht und einfach lernen kann. Besonders interessant ist es, wenn es gelingt, die Stelle im Körper zu entdecken, an der tatsächlich das Gefühl wahrgenommen werden kann. Ich gebe zu, dass das jetzt sehr abstrakt klingen muss, aber, wenn du möchtest, kannst du es gerne einmal überprüfen, indem du dich ganz intensiv an eine Situation erinnerst und dabei versuchst, das betreffende Gefühl möglichst deutlich zu spüren. Wenn dann das Gefühl richtig deutlich fühlbar ist, dann kannst du dich auf die Suche nach der Stelle im Körper begeben, die mit der Emotion verbunden ist. Na, klappt es?

Du kannst dann anschließend auch einmal versuchen, dieses Gefühl zu benennen. Vielleicht wirst du auch feststellen, dass dies gar nicht so einfach ist, wenn man versucht, simple Adjektive wie gut oder schlecht zu vermeiden.

Gefühle sind für viele Menschen tatsächlich schwer zu benennen. Daher bitte ich meine Klienten in der Regel, ihre Wahrnehmungen so zu beschreiben, als würden sie sie jemandem erklären wollen, der dieses Gefühl noch niemals gehabt hat.

Susanne zum Beispiel beschreibt das Gefühl des leichten Lernens mit einer Wärmeempfindung, die sich kribbelnd durch ihren Körper zieht.

„Ich möchte so unglaublich gerne Pippi Langstrumpf wieder sehen", sagt sie und wechselt selbstständig das Thema. Als sie diesen Wunsch äußert, beginnt sie ganz von alleine von ihrer Pippilotta zu berichten. Sie erzählt von den bunten Kleidern und den auffallenden roten Zöpfen. Dabei kullern die ersten Tränen des Vermissens sanft die Wangen herunter.

„Ich bin so unfassbar traurig. Sie war eine treue Begleiterin und nun ist sie weg. Einfach weg. All die Jahre, die wir gemeinsam verbracht hatten …"

„Warum ist sie weg?", möchte ich noch einmal von ihr wissen.

„Bitte erzähle nochmal, was du erlebt hast."

„Ach, da war doch dieser Mann. Ich weiß, dass er mir nur helfen wollte. Ich hatte ihm von Pippi Langstrumpf erzählt und er meinte, sie sei nicht gut für mich. Sie würde mich vom Lernen abhalten und wäre der Inbegriff meiner Unkonzentriertheit. Aber das ist so nicht richtig. Pippi Langstrumpf war viel mehr für mich als Ablenkung. Sie war für mich das Sinnbild der reinen Lebensfreude und der Kreativität. Sie aus meinem Leben zu entfernen, ist so ziemlich der härteste Schlag, den ich erleiden kann."

„Okay, wenn ich dich also richtig verstehe, dann sagst du, dass Pippi Langstrumpf überhaupt keinen schlechten Einfluss auf dich hat. Ist das so?"

„Ja, genau. Sie hat für mich überhaupt nichts mit Zerstreuung und Leichtfertigkeit zu tun. Mit ihr verlor ich alle Lebensfreude. Alles ist jetzt grau und sinnlos."

Dann bitte ich Susanne, einmal aus einer neutralen Metaebene auf Pippilotta und Susanne zu sehen und mir zu beschreiben, was sie wahrnimmt.

„Ich habe auch meine Fähigkeit verloren, leicht zu lernen – eine Fähigkeit, die ich während meiner Schulzeit hatte. Aus dieser Sichtweise heraus betrachtet, erkenne ich ganz deutlich, dass die Potenziale der Schulzeit eigentlich noch da waren und erst wirklich verschwanden, als Pippilotta gehen musste."

„Susanne, erzähle mir bitte, was dann der Grund sein könnte, warum du beim Lernen auf deine Heilpraktikerprüfung solche Probleme hast."

„Aus dieser Perspektive ist es ganz einfach zu erkennen. Die Verwirklichung dieses Ziels ist mir so unendlich wichtig, dass ich Angst habe zu versagen. Ein Scheitern wäre gleichzusetzen mit dem Verlust eines Lebenstraums. Es sieht so aus, als empfände ich es als eine einmalige Gelegenheit. Eine ultimative Chance eben." Susanne erklärt die Sachverhalte differenziert und klar. Dabei macht sie einen sehr sortierten Eindruck.

„Susanne, ich muss dir an dieser Stelle einmal ein Kompliment machen. Ich bin zutiefst beeindruckt, wie klar und eindeutig du die Sachlage analysierst. Schon alleine die Tatsache, dass du ein weiteres Mal zum Hypnosetherapeuten gehst, berührt mich zutiefst. Wenn ich da einmal genau hineinspüre, was es mit mir macht, dann glaube ich, dass mich deine Beharrlichkeit und deine Zielstrebigkeit am meisten bewegen. Ich frage mich, was wohl geschehen würde, wenn wir diese Beharrlichkeit und Zielstrebigkeit auf dein Lernverhalten übertragen könnten. Wie wäre das für dich?"

„Das klingt wunderbar."

„Was denkst du: Könnte es sein, dass wir vorher noch etwas ganz anderes zu tun haben?"

Mein Ziel ist es herauszufinden, welchen Effekt der erneute Kontakt mit ihrer Leichtigkeit und Lebensfreude, also mit Pippi Langstrumpf in persona, haben könnte.

„Ja, mir fehlt doch etwas. Ich brauche meine Freude zurück und möchte meine Leichtigkeit wiederhaben. Pippi, wo bist du nur?"

„Heißt das, dass wir nun erst einmal versuchen sollten, Pippilotta zurückzugewinnen?"

„Ja. Das muss der allererste Schritt sein. Sie muss zurück in mein Leben."

„Gut, dann konzentriere dich jetzt mal mit aller Kraft auf deine Pippilotta. Mach das so intensiv, dass sie dich an jeder Stelle des Universums hören und wahrnehmen könnte, okay?"

„Ja, okay. Ich bin schon dabei. Meine Pippilotta, ...", sie hält nun kurz inne, „da bist du ja wieder!" Jetzt ist sie sichtlich berührt und erfüllt von Wiedersehensfreude.

„Lade sie doch wieder ein, ein Teil deines Lebens zu sein, wenn du möchtest."

„Unbedingt. Erst jetzt macht alles wieder Sinn."

„Bitte schau noch mal aus deiner Metaebene auf die beiden Personen und beschreibe mir, welche Veränderung du wahrnehmen kannst."

„Susanne sieht jetzt ganz anders aus. Sie ist wieder ein lebensfroher Mensch geworden. Alles sieht jetzt wieder bunt aus. Viel schöner als vorher. Freude und Leichtigkeit."

„Jetzt kommt vielleicht der alles entscheidende Schritt für dein Lernproblem. Versuche doch bitte, die Lebensfreude mit der Beharrlichkeit und der Zielstrebigkeit zu kombinieren, wenn du möchtest. Ich weiß zwar nicht, wie das gehen soll, aber ich denke, ich bräuchte das an deiner Stelle. Was meinst du?"

„Ja, genau. Ich weiß auch nicht, wie es gehen soll, aber Pippilotta lacht mich so herrlich an, als hätte sie eine Idee." Susanne scheint sich mit Pippilotta zu unterhalten. „Ah, ich verstehe. In einem Topf. In einem großen Topf natürlich. Wie denn sonst?" Sie lacht. „Okay, los geht's ... und fleißig rühren..."

Es dauert einen kleinen Moment, bis sie mir zu erklären beginnt, wie sie diese Eigenschaften kombiniert. Sie meint, es sei, als koche man eine Suppe mit den richtigen Zutaten. „Immer weiterrühren, solange bis sie fertig ist. Jetzt. Sehr gut."

Susanne ist sichtlich zufrieden.

„Und nun?", möchte ich wissen. „Wie geht es nun weiter?

Wie könnt ihr euch vielleicht sogar beim Lernen unterstützen?" Wieder pausiert sie ganz kurz und beginnt dann mit ihren Ausführungen. „Jetzt ist es total einfach. Der Limonaden-Baum." Der Limonaden-Baum war in Pippi Langstrumpfs Geschichte ein hohler Baum, in dem sich Limonadenflaschen oder auch manchmal Süßigkeiten befanden. „Pippilotta und ich lernen mithilfe des Limonaden-Baumes. Wir lernen ab jetzt gemeinsam. Das ist ja einfach. Wir bereiten uns gemeinsam auf die Heilpraktikerprüfung vor. Der Limonaden-Baum ist so etwas wie unser Ablagesystem. Wir fertigen jede Menge kleine Papierstückchen an und die verteilen wir auf den unterschiedlichen Ästen unseres Baumes. Auf jedem Papier steht das Wissen, das ich für die Prüfung brauche – auf den gesamten Baum verteilt. Und schließlich kennt sich Pippi auf diesem Baum ja aus, sodass sie mir jederzeit sagen kann, wo ich das passende Papierstück, für welche Frage auch immer, finden kann. Genau. Dieser Limonaden-Baum hatte schon immer etwas Wichtiges oder Nützliches in seinen Ästen verteilt. Jetzt fügen wir einfach noch das ganze Heilpraktikerwissen hinzu und schon haben wir es jederzeit griffbereit." Sie seufzt. „Und welchen Spaß das machen kann! Jetzt ist es wie früher, Lernen macht Spaß. Ich bewege mich, ich bin in der Natur und habe mein gesamtes Wissen griffbereit. Einfach so. Jetzt kann ich es schaffen."

Bei dieser Gelegenheit kann ich nicht mehr anders. Mir fällt ein unglaublich schönes Wortspiel ein, das ich einfach ausdrücken muss. „Ah, okay, ich finde, Susanne, dass du jetzt eine wunderschöne Brücke in deine Vergangenheit gebaut hast. Du weißt ja, nichts von dem, was ich sage, muss der Wahrheit entsprechen, aber vielleicht gibt es in dir ja irgendeinen Impuls, der dich weiterbringt. Fühl einfach mal in dich hinein, was es mit dir macht. Weißt du, mir fällt einfach auf, dass du jetzt in Verbindung mit der Natur bist und dein gesamtes Wissen in ihr aufbewahren kannst – und dass diese Ordnung dazu beiträgt, dass du alles schaffen kannst. Wie wunderbar! Wenn ich nun diese drei Begriffe miteinander verbinde, so wie du vorhin die drei Eigenschaften verbunden hast, dann kommt ein lustiges Ergebnis heraus, wie ich finde.

Natur, Wissen, schaffen.

Wenn das mal nichts mit ‚Natur-Wissen-Schaft‘ zu tun hat! Da war doch etwas in deiner Vergangenheit. Waren es nicht die Naturwissenschaften, die dir am meisten Freude bereitet haben? Vielleicht ist dies das Sinnbild für dein Lernen mit Freude, wie fühlt sich das für dich an?"

„Es ist großartig. Du hast ja so recht. Zielgerichtet und beharrlich mit Freude zu lernen, ist der Schlüssel zu meinen Träumen. Nun ist es ganz klar. Pippilotta unterstützt mich auch noch dabei. Wie wunderbar. Alles ist jetzt einfach und leicht geworden. Die ganze Schwere von vorhin ist nun verschwunden. Gott sei Dank. Ich bin so erleichtert."

„Was hältst du davon, wenn wir jetzt noch einen weiteren Schritt hinzufügen? Ich bin ja vom Prinzip her ein neugieriger Mensch. Mich würde interessieren, wie deine Prüfung ablaufen könnte. Wie geht es dir bei diesem Gedanken?"

„Oh ja, das würde ich auch nur allzu gerne wissen."

„Okay, dann tauche noch einmal ein, in das Gefühl von Wärme und Kribbeln vom Anfang. Mach dieses Gefühl richtig groß und stark in dir und füge nun deine Lebensfreude und die Qualitäten des Limonaden-Baumes hinzu. Was geschieht dann?"

„Das ist ja spannend, ich bin richtig aufgeregt. Es ist aber eine positive Aufregung, ich freue mich geradezu. Jetzt sitze ich gerade in meiner schriftlichen Prüfung."

„Sehr gut. Erzähle mir, was passiert."

„Es ist kaum zu glauben: Ich habe das Gefühl, als wüsste ich immer ganz genau, wo die Antworten auf die Fragen in meinem Kopf zu finden sind. Ganz von alleine – so, als würde ich jetzt auf den Limonaden-Baum klettern. Ich bestehe ganz leicht. Ich sehe gerade, ich habe null Fehler. Ja, genau so stelle ich mir das vor. Mit Leichtigkeit und Freude realisiere ich mir meinen Lebenstraum. Und jetzt möchte ich in die mündliche Prüfung."

„Gute Idee, dann mach das mal. Geh in die mündliche Prüfung und beschreibe mir, was geschieht."

„Ich bin wieder freudig aufgeregt. Ich glaube, ich freue mich richtig auf den Moment, wenn es gleich vorbei ist. Die Prüfungskommission sitzt jetzt vor mir, nachdem ich den Prüfungsraum betreten habe. Bevor ich hineingehen konnte, kam eine Dame aus dem Raum, die so aussah, wie ich mich vor ein paar Tagen noch fühlte. Sie war geknickt und schlich mit gesenktem Haupt davon. Spannenderweise stelle ich gerade fest, dass es mir dennoch gelingt, konzentriert und zielgerichtet zu bleiben. Ich tauche ganz ein in diesen Augenblick meiner Prüfung. Ich bin ganz im Hier und Jetzt und konzentriere mich auf die Verwirklichung meines Lebenstraums. Es ist tatsächlich ganz leicht."

„Wie geht es denn weiter?"

„Die Leute sitzen da. Ich habe fast das Gefühl, als seien sie mir gewogen. Niemand möchte mir etwas Böses. Sie erfüllen nur ihre Pflicht, indem sie mir ihre Fragen stellen. Wir begrüßen uns, ich stelle mich vor, der Herr in der Mitte des Prüfungskomitees stellt die anderen Mitglieder vor und dann startet die Prüfung. Die ersten Fragen kommen und ich bleibe vollkommen konzentriert. Es fühlt sich fast so an, als würde mir jemand die Antworten zuflüstern. Ein unglaubliches Gefühl. Ich hätte niemals gedacht, dass es so einfach sein könnte. Wenn ich ehrlich bin, dann fühlt es sich jetzt schon nicht mehr an wie eine Prüfungssituation, sondern eher wie ein Gespräch unter Kollegen. Wir unterhalten uns und dabei beantworte ich in traumwandlerischer Sicherheit alle ihre Fragen korrekt und ausführlich."

„Was sagen die Prüfer dazu?"

„Nach etwa 20 Minuten sagen sie, dass eine weitere Überprüfung keinen Sinn mehr machen würde. Es sei bereits klar geworden, dass ich mit größter Kompetenz auch alle weiteren Fragen zur vollsten Zufriedenheit beantworten werde. Aus diesem Grunde sei es überflüssig, die Prüfung fortzuführen. Der Mann in der Mitte steht auf, bittet mich vorzutreten und unterschreibt vor meinen Augen mein Prüfungsdokument mit den Worten ‚Herzlichen Glückwunsch, Frau Kollegin, wir wünschen Ihnen viel Erfolg und Freude bei Ihrer Arbeit!' Das haut mich jetzt fast um."

„Hättest du das erwartet?"

„Nie im Leben hätte ich an eine solche Wandlung geglaubt. Vorher war da gar nicht daran zu denken. Doch nun war es ganz leicht und ich bin mir sicher, dass ich alles erreichen kann, was ich wirklich möchte. Ich werde jetzt losgehen und mir meinen Traum erfüllen. Nichts kann mich jetzt mehr aufhalten."

Ich lasse Susanne das Gefühl nochmal deutlich spüren, wie es ist, am Ziel angekommen zu sein. Ich verankere in ihr noch die Möglichkeit, jederzeit wieder in die Erinnerung dieses Gefühls zurückzukehren – nur für den Fall, dass sie mal unsicher oder erschöpft sein sollte. Dann könnte sie jederzeit die Energien dieses Augenblickes wieder freisetzen.

Dann beende ich die Hypnose und bitte sie um Feedback, wenn sie am Ziel angekommen ist.

Acht Wochen später erreicht mich ein Anruf in der Praxis. Meine Assistentin übergibt mir den Hörer mit den Worten: „Es ist dringend, für Sie persönlich."

Ich gehe an den Apparat und höre eine Frauenstimme sagen: „Es ist unglaublich! Es war genauso, wie wir es gesehen hatten. Ich habe bestanden. Stellen Sie sich vor, ich habe sogar schon einen Praxisraum anmieten können. Eine Kollegin aus der Umgebung hat mir ein unschlagbares Angebot gemacht. Ich habe mit Bravour bestanden. Und, ach ja, es kann sein, dass der Prüfer Sie anrufen wird."

„Ja?"

„Ja, wir hatten uns über Hypnose unterhalten und jetzt möchte er eine Ausbildung bei Ihnen machen."

Wer hätte das gedacht.

Am Ende der Geschichte möchte ich nochmal darauf hinweisen, was den Ausschlag für den Erfolg gab. Der entscheidende Moment war die Reintegration von Pippi Langstrumpf. Niemals dürfen wir uns hinreißen lassen, die Inhalte einer Behandlung zu bewerten. Das Unterbewusstsein des Klienten selbst wird wissen, welche Rolle und welchen Effekt die einzelnen Elemente auf das Leben und die Zukunft des Klienten haben. Ich kann niemals wissen, ob Pippi Langstrumpf gut oder schlecht für die Klientin ist. Ich kann es immer nur durch Fragen herausfinden und dadurch entsteht die Gewissheit, dass ich Menschen nicht in eine Verschlechterung ihres Befindens führen kann.

„Ich weiß, dass ich nichts weiß." Das ist eine der größten Stärken eines erfahrenen IntuTrance-Hypnosetherapeuten. Daher versuche ich unseren Schülern beizubringen, dass gute Therapie frei sein muss von Egoismen oder Bewertungen.

Denn das hat zur Folge, dass wir für unsere Klienten Assistenten und Begleiter in einem Prozess sein können und dürfen. Wir lösen nicht und wir retten nicht. Wir bekommen lediglich immer einen neuen Impuls in den Situationen, die festgefahren zu sein scheinen.

So entstehen Bewegung und Fortschritt und die Stagnation gehört mitsamt dem Leidensdruck der Vergangenheit an.

Wie in dieser Geschichte beschrieben wurde, ist es wichtig, auf das gesprochene Wort zu achten. Ich liebe unsere Sprache, denn sie gibt uns manchmal viel mehr Aufschluss und Informationen als wir bei oberflächlichem Zuhören feststellen können.

Ähnlich wie bei dem Stichwort „Natur-Wissen-Schaft" ist es auch in der nächsten Geschichte.

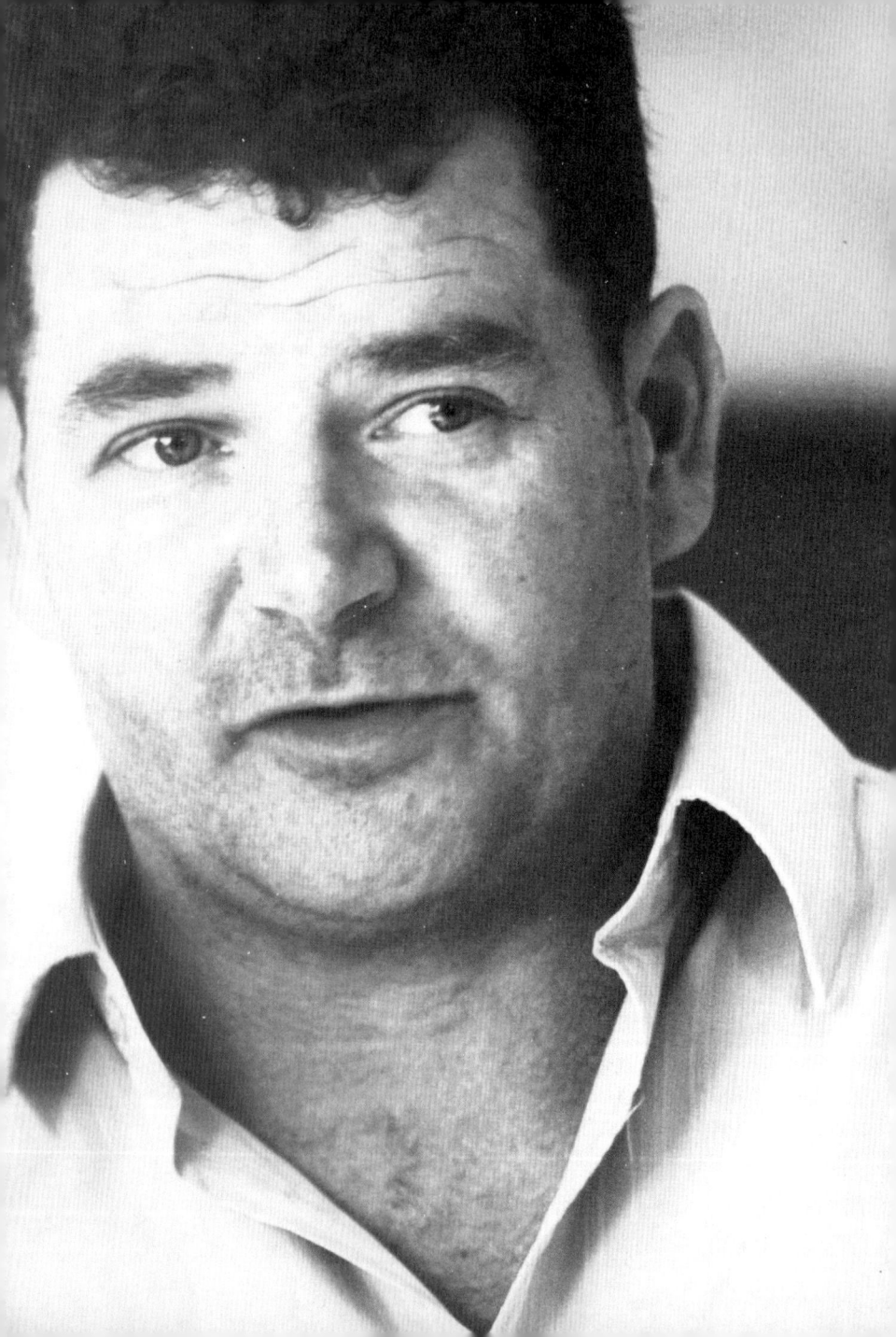

Kapitel 7

Roland: Die zwei Bienen

Ein junger Mann, Roland, erscheint in unserer Praxis in Diedorf mit einem Problem, das viele Menschen ebenfalls zu kennen scheinen. Er kann seine Fähigkeiten nicht vollends nach außen präsentieren, um so alle sich bietenden Gelegenheiten zu nutzen. Irgendwie fühlt er sich blockiert.

Mit seinen knapp 30 Jahren ist er glücklich verheiratet und Vater von zwei äußerst entzückenden Buben. Zwillinge. Er arbeitete nach seinem Abitur im Betrieb seines Vaters. Das Unternehmen ist schon seit Generationen im Familienbesitz und wird traditionell an die männlichen Nachkommen „weitervererbt". Auch er stand hier seinen Mann und leitete den Betrieb mittlerweile als Geschäftsführer.

Doch die Geschäfte liefen zusehends schlechter und Roland musste eine Entscheidung treffen: eine Entscheidung für die Tradition oder für die Zukunft seiner Familie.

Er war im elterlichen Arbeitsumfeld nie richtig glücklich gewesen. Aber er hatte es der Ehre wegen durchgezogen. Die Familienehre besagt, dass man das von den Vorfahren Aufgebaute um jeden Preis bewahren müsse. Ja, richtig, um jeden Preis.

Roland aber, der niemals seine Entscheidungen leichtfertig traf, erkannte die Absurdität dieser Philosophie.

Er sollte also, wenn es nach seinem Vater ging, den Betrieb weiterführen, egal ob es noch wirtschaftlich war oder nicht. Aber viel schlimmer noch war die Tatsache, dass es dem Vater egal war, ob Roland den Betrieb übernehmen wollte oder nicht.

Roland ist ein freundlicher, hilfsbereiter und sehr empathischer

Mann. Er ist quasi der Prototyp eines talentierten Therapeuten. Und das war es auch, was er so gerne werden wollte. Er wollte viel lieber mit anderen Menschen therapeutisch arbeiten, als ihnen etwas zu verkaufen. Also bildete er sich heimlich weiter. Tagsüber leitete er den Betrieb, abends ging er zur Heilpraktiker-Schule und nachts passte er gemeinsam mit seiner Frau auf die Zwillinge auf. Er folgte dem Ruf seines Herzens und machte diese Ausbildung. Was für ein schönes Vorbild für seine zukünftigen Klienten, die vielleicht, wie er, in ähnlichen Entscheidungssituationen schmoren! Roland und ich haben schon einige Male zusammen gearbeitet und so fühlt er sich sicher und wohl mit seiner neuen beruflichen Perspektive.

Er gab den Posten als Geschäftsführer wieder an den Vater zurück, der dies mit äußerstem Unwillen zur Kenntnis nahm.

Mittlerweile hat sich Roland durch viele Ausbildungen und Erfahrungen von einem echten Talent zu einem großartigen Therapeuten entwickelt. Aber ein kleiner dunkler Teil ist immer noch vorhanden. Er hat nach wie vor Hemmungen, nach außen zu gehen, sich zu präsentieren und den Erfolg zu leben, den er haben könnte.

Soviel zur Vorgeschichte, jetzt können wir einsteigen.

Nachdem er in die Trance eingeleitet ist, bitte ich ihn heute, direkt in die Situation einzutauchen, in der er sein Befinden am deutlichsten fühlen kann.

Es dauert nur einen kleinen Augenblick, bis er zu erzählen beginnt.

„Ich weiß nicht, warum ich das hier gerade sehe, aber ich bin auf dem Spielplatz."

Roland weiß natürlich, dass es zu diesem Zeitpunkt der Sitzung noch vollkommen unerheblich ist, ob er die Zusammenhänge versteht. Das Wichtigste ist, einfach mit den Gedanken oder den

Bildern mitzugehen, die einem gerade in den Sinn kommen. Und zu dem Begriff „Bilder" sollte auch noch gesagt werden, dass hierbei nicht zwingend ein visuelles Bild gemeint ist. Bilder im hypnotischen Sinne können auch gefühltes Wissen, Gerüche oder anderweitige Assoziationen sein – also kurz gesagt, auf allen Sinnesebenen.

„Bitte erzähle weiter."

„Ich schaue meinen Söhnen beim Spielen zu. Sie sind gerade im Sandkasten und backen die tollsten Sandkuchen der Welt."

„Wow, das klingt aber sehr nach einem stolzen Vater. Kann das sein?"

„Oh ja, auf jeden Fall. Die sind echt super die beiden Jungs. Sie sind ein tolles Team, halten zusammen und ich finde sie echt irgendwie clever."

„Ganz der Papa eben."

Amüsiert und stolz erwidert er: „Ganz der Papa."

„Und dann?"

„Dann gehen wir schaukeln. Ich stehe in der Mitte zwischen zwei Schaukeln und stoße beide an, immer wieder vor und zurück. Die Kinder biegen sich vor Freude. Sie haben großen Spaß."

„Und du?"

„Ich natürlich auch. Ich liebe sie. Sie sind das Wichtigste für mich. Sie und meine Frau. Die ist auch wundervoll. Ich entlaste sie, so gut ich kann. Ich weiß, was sie leistet, während ich in der Arbeit bin, um unser Geld zu verdienen. Und es läuft ja wie gesagt noch nicht so super, dass wir davon leben könnten. Ich gehe stundenweise meinem Vater im Familienbetrieb zur Hand."

„Und was geschieht dann?"

„Ich höre eine Stimme von hinten. Oh nein, was macht der denn hier? Es ist mein Vater. Er ist zufällig vorbeigekommen und hat mein parkendes Auto gesehen.

Er freut sich, seine Enkel zu sehen.

Wir unterhalten uns eher oberflächlich, denn unsere Beziehung ist durch meinen Berufswunsch ziemlich belastet.

Dann hören wir eine Frauenstimme ‚Hallo Roland' rufen. Es ist Lydia, eine ehemalige Schulkameradin, die ich schon länger nicht getroffen habe. Wir verstricken uns ein bisschen in Small Talk, ich zeige ihr meine Jungs, stelle meinen Vater vor. Auch sie erzählt ein wenig und dann geschieht es.

Sie fragt: ‚Und beruflich? Was machst du so?'

Jeder Buchstabe aller mir bekannten und passenden Vokabel gefriert in meiner Kehle.

‚Ich, äh', stammle ich. ‚Nichts weiter, ich bin zu Hause bei den Kindern', das habe ich gesagt. Stell dir vor, so einen Mist habe ich gesagt."

„Okay, heißt das, du hast ihr nichts erzählt von deiner Praxis und deiner neuen beruflichen Leidenschaft?"

„Nein, ich konnte es nicht."

„Weißt du, warum?"

„Nein, wenn ich mich erinnere, fühle ich mich wie gelähmt und blockiert. Ich verstehe es selber nicht."

„Okay, Roland, gibt es da noch irgendetwas, was du noch sehen oder erleben müsstest, oder können wir weitergehen?", frage ich vorsichtig.

„Ist schon gut, wir können weiter."

An dieser Stelle möchte ich Roland gerne in eine neutrale Beobachterposition führen, damit er sich frei von persönlichen, hemmenden Emotionen die Geschichte von außen ansehen kann.

Normalerweise bitte ich Klienten, aus der Perspektive eines Vogels, eines Satelliten oder etwas Ähnlichem auf die Geschehnisse zu blicken. Doch diesmal ist es komplett anders. Ich habe zu diesem Zeitpunkt keine rationale Ahnung, warum ich folgendes Bild anbiete, aber ich bin es mittlerweile gewohnt der Intuition zu folgen, egal wie sie sich präsentiert. Den Sinn erkennen wir im Verlauf der Sitzung sowieso.

Also höre ich mich sagen: „Stell dir bitte vor, wir sind jetzt wie zwei Bienen, die am Rande des Spielplatzes ihren Klee suchen. Zufällig fliegen wir an der von dir geschilderten Situation vorbei. Was denkst du, werden wir dabei wahrnehmen?"

„Zwei Bienen? Na gut. Wir fliegen an den spielenden Kindern vorbei und kommen zu einer Menschengruppe. Da stehen zwei Männer und eine Frau. Die Frau wirkt neugierig und interessiert. Der jüngere Mann ist sprachlos und der ältere scheint etwas extrem zu missbilligen."

„Der Jüngere ist sprachlos?"

„Ja, so als ob er sich geniert. Aber das trifft es nicht ganz."

„Nein, wie denn dann?"

„So, als wäre da auch ein wenig Trauer und Angst mit dabei."

„Trauer und Angst? Wieso denn das?"

„Na, weil der Jüngere das Gefühl hat, dass der Ältere ihn nicht ernst nimmt. Man kann sogar im Blick des Jüngeren sehen, dass er das Verdrehen der Augen seines Vaters fast fühlen kann. Es ist eine schlimme Situation für ihn."

„Ist das so, Roland?"

„Ja, mein Vater ist dermaßen intolerant. Ich konnte ihm noch nie etwas recht machen und jetzt nach meiner Entscheidung noch viel weniger. Das macht mich traurig und auch wütend."

„Was bräuchtest du denn Roland? Wenn wir die Gegebenheiten irgendwie verändern könnten, wie sollte es denn sein?"

„Ich möchte, dass mein Vater zu mir steht. Dass er stolz ist auf mich und auf das, was ich tue. Ich will doch nur, dass er mich liebt. Aber der ist immer so beschäftigt mit dem Betrieb. Immer der Betrieb. Verkaufen, verkaufen, verkaufen - ich kann es nicht mehr hören. Als ich ein Kind war, hätte er mal auf einem Spielplatz sein sollen. Um mich hätte er sich kümmern können, nicht immer nur um diese bescheuerten Zahlen. Jetzt kann er es ja schließlich auch – aber vielleicht nur, um mir ein schlechtes Gewissen zu machen. ‚Was machst du jetzt? Heilpraktiker? Warum machst du nichts Vernünftiges, Bodenständiges? Damit kann man doch keine Familie ernähren. So was Dummes, was habe ich bei dir nur falsch gemacht?' So was kriege ich von ihm zu hören und das ist so typisch für ihn. Er beurteilt alle Menschen nur nach ihrem Beruf. Es kommt nur darauf an, was sie machen."

„Was sie machen... Ich verstehe... Was denkst du, Roland, wonach sollte dein Vater die Menschen denn beurteilen oder wonach sollte er dich denn beurteilen?"

„Auf jeden Fall nicht nach meinem Beruf, ich bin doch sein Sohn. Reicht das nicht aus, um mich zu lieben, was braucht er denn noch? Kann er mich nicht einfach so lieben, wie ich bin?"

„Du sagst, er solle dich so lieben wie du bist, das wäre dein Wunsch?"

„Ja, denn auf das kommt es doch viel mehr an, nicht wahr? Das Sein ist doch viel wichtiger als das Tun." Auf einmal stockt er und murmelt etwas in sich hinein.

Dann spricht er plötzlich in Englisch weiter: „The most important thing is to be, just being..."
Dabei verschlägt es mir auch fast die Sprache. Wie die Intuition sich manchmal doch zeigt! Weit vor dem eigentlichen Zeitpunkt war unsere Lösung schon im Raum. Na, hast du es bemerkt?
Rolands Lösung, das heißt sein Wunsch war, so sein zu dürfen, wie er ist, und so geliebt zu werden, wie er ist.
Auf Englisch übersetzt: to be. Ja, wenn wir jetzt noch ein zweites e anhängen würden, dann hätten wir den Grund für meine Idee, die Metaebene aus der Sicht zweier Bienen einzunehmen. „To be" wird

dann zu „two bees", zwei Bienen, weil wir ja schließlich zu zweit geflogen sind. Das meinte ich vorhin mit „der Sinn erschließt sich manchmal einfach Augenblicke später".

Roland fiel es beim Aussprechen ebenfalls sofort auf.

Aber unsere Geschichte geht natürlich noch ein wenig weiter. Jetzt kennen wir Rolands Bedürfnis. Nun müssen wir es noch Realität werden lassen. Oder für den Anfang zumindest imaginäre Realität.

„Was möchtest du jetzt gerne tun, Roland?"

„Ich muss mit meinem Vater reden. Wir haben etwas zu besprechen."

„Okay, dann mach das bitte mal."

Er stockt wiederum. „So ein Mist – ich kann es nicht."

„Warum denn nicht, was fehlt denn noch?"

„Ich bin sein Sohn, es steht mir nicht zu, so mit ihm zu sprechen."

„Ich verstehe. Würde es etwas ändern, wenn dein Vater die Gelegenheit bekäme, mit einem anderen Vater ein Gespräch auf Augenhöhe zu führen? Kannst du dir vorstellen, dass er dann seine Perspektive verändern könnte?"

„Das ist eine gute Idee. Mit einem anderen Vater würde er bestimmt sprechen."

„Sehr gut. Dann brauchen wir jetzt einen anderen erfahrenen Vater, der seine Kinder liebt und alles für sie täte. Jemanden, der ihn verstehen und auf ihn eingehen könnte, jemanden, der sich mit der menschlichen Psyche vielleicht sogar auch ein wenig auskennt. Wie wäre es denn", ich mache eine kleine Denkpause, „mit dir? Geh du doch mal bitte zu ihm hin und das mit der Energie des Vaters, der du für deine Kinder bist. Stell dir vor, er würde eines deiner Kinder so behandeln. Was würdest du tun?"

„Ich wäre richtig sauer auf ihn. Ich würde ihm sagen, dass es so nicht geht. Sein Verhalten ist unterirdisch, so behandelt man keine Menschen und Menschen, die man liebt, schon zweimal nicht."

„Sehr gut, weiter."

„Es ist ein abscheuliches Verhalten und egoistisch, dass er seinen Sohn zwingen will, die Firma zu übernehmen, obwohl er das niemals wollte. Er weiß doch genau, dass sein Sohn ein völlig anderer Mensch ist als er. Er hat ganz andere Stärken und Interessen als sein Vater. Es wäre unfair, ihn in dessen Lebensentwurf zu zwängen."

„Wie reagiert dein Vater denn darauf, wenn du ihm das so sagst?"

„Oh", sagt Roland leise. „Er wirkt angeschlagen. Er scheint sehr traurig zu sein. Das hätte ich nicht erwartet."

„Wie geht es dir, Roland, wenn du ihn so siehst?"

„Es macht mich ebenfalls traurig. Warum hast du das nur getan, Vater? Warum behandelst du mich so?"

„Was sagt er?"

„Er antwortet nicht. Ich denke, er ist zu betroffen und er schämt sich zu sehr, als dass er mir antworten könnte."

„Möchtest du wirklich wissen, warum er sich so verhalten hat? Wenn ja, dann hätte ich eine Idee."

„Ja, bitte sag schon."

„Verbinde dich jetzt mal von Vaterherz zu Vaterherz mit deinem Vater. Du wirst für einen Moment in der Lage sein zu fühlen, was er fühlt und so deine Antworten erhalten. Möchtest du?"

„Auf jeden Fall."

„Gut, dann mach das jetzt. Verbinde dich mit seinem Herzen und nimm wahr, was geschieht."

„Was geschieht mit uns? Ich kann ihn fühlen. Er ist selbst klein. Ein kleiner Junge. Ich fühle seinen Druck. Sein Vater wollte einen Kaufmann aus ihm machen. Dabei hat er ganz andere Talente.

Er ist musisch sehr begabt. Aber Musik ist brotlose Kunst. Er muss etwas Vernünftiges und Bodenständiges lernen – ob es ihm gefällt oder nicht."

„Das ist doch jetzt interessant, oder nicht? Vernünftig und bodenständig habe ich heute schon einmal gehört. Was meinst du?" „Auweia, mein Vater hatte das gleiche Schicksal. Er wäre gerne etwas anderes geworden, hätte gerne ein anderes Leben gelebt, aber es ging nicht. Der Druck seines Vaters war zu groß. Ich glaube sogar, den Druck, den er mir machen musste, hatte er selbst sein Leben lang erfahren."

„Aber erkläre mir doch bitte, wieso er das tut, wenn er doch weiß, wie es ist."

„Er hatte keine bessere Idee. Ein anderes Verhalten hat er niemals erlernt. Traurig, aber wahr."

„Verstehe. Was möchtest du denn jetzt gerne tun nach all den Ereignissen?"

„Ich möchte ihn so gerne trösten, er ist wie ein trauriger kleiner Junge."

„Wie kannst du ihn denn trösten?"

„Ich kann ihn in den Arm nehmen und sagen, dass alles gut wird. Außerdem möchte ich ihm sagen, dass ich ihn verstehen kann und dass er ein wunderbarer Mensch ist und das Zeug zu einem tollen Vater hat, wenn er sich Zeit für seinen Sohn nehmen möchte."

„Was verändert sich jetzt?", möchte ich wissen.

„Alles wird ruhig. Wir liegen uns in den Armen."

„Brauchst du noch etwas?"

„Nein ich denke nicht."

„Wie wäre es, wenn du deine beiden Jungs mit in die Umarmung zu deinem Vater integrieren würdest? Denn schließlich sind sie möglicherweise die ersten freien männlichen Nachkommen seit langer Zeit, die erste Generation, die frei entscheiden kann, so wie du, weil du es vorlebst. Und vielleicht ist es auch ein wenig das Verdienst deines Vaters, denn irgendetwas hat dich ja so selbstständig werden lassen, ihm die Stirn zu bieten. Vielleicht, vielleicht auch nicht... Spüre einfach mal hinein."

„Du hast recht, jetzt umarmen wir uns alle. Wir sind eine tolle Familie. Wir sind füreinander da."

Roland geht glücklich nach Hause, belegt noch einen Rhetorikkurs, um sich sicherer zu fühlen, und freut sich auf sein drittes glückliches Kind.

Ich werde hin und wieder gefragt, wie es sein kann, dass die Intuition während einer unserer Sitzungen so präsent ist, ob das denn normal sei, sie so intensiv wahrzunehmen und ihr folgen zu können.

In unseren Forschungen zum Thema Intuition haben wir tatsächlich einige beeindruckende Aspekte festgestellt. Eine der wichtigsten Erkenntnisse war einer der Gründe, warum wir sie fast jederzeit wahrnehmen können: weil wir unser Handwerkszeug, also die Hypnose, so virtuos beherrschen, dass wir vor der Behandlung noch keinen Plan erarbeiten müssen, sondern dies im Augenblick der Hypnosesitzung ad hoc entsteht, also just im Moment.

Die zwei Bienen wären nie zum Fliegen gekommen, wenn ich vorher eine feste Absicht verfolgt hätte, was während der Hypnose-Einheit abzulaufen hat.

Diese Kompetenz schafft die Basis für das kreative Element der Intuition. Wenn ich geglaubt hätte schon zu wissen, was geschehen soll, hätte ich diesem Bild niemals folgen können.

Dies bedeutet ferner, dass man, wenn man IntuTrance - intuitive Hypnose® erfolgreich ausüben will, bereit sein muss, völlig in den Moment der Behandlung einzutauchen und mit ihm zu verschmelzen.

Dieses Verschmelzen lässt den Therapeuten in jedem Augenblick der Sitzung Teil der Erlebnisse werden. Und so entstehen die Bilder und Impulse, die die Behandlung erfolgreich werden lassen und die Veränderungsprozesse starten.

Auch in der nächsten Geschichte hat unsere Sprache ihre vollste Wirkung bei der Verursachung einer erheblichen Problematik geleistet, aber auch den Schlüssel zu ihrer Beseitigung tief in sich getragen.

Manchmal ist es eben ein einziger Satz, der den Aufschluss bringt.

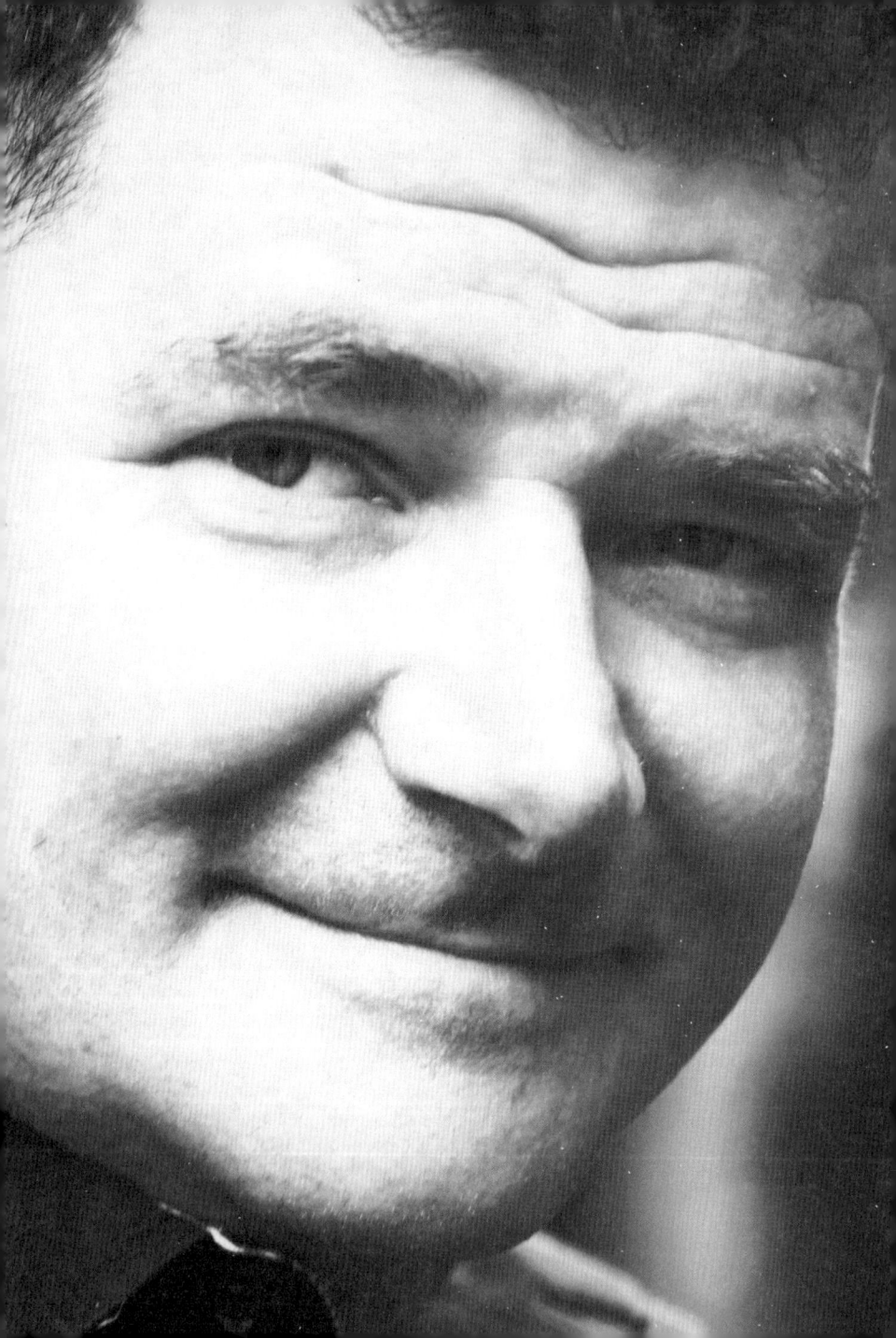

Kapitel 8

Peter: Die Dyskalkulie

Peter, ein mit beiden Beinen im Leben stehender, fünfzigjähriger Mann, reist über zehn Stunden zu uns in die Praxis, weil sein Lebensthema ihn immer intensiver verfolgt.

Nachdem er wohlbehalten, aber erschöpft von der langen Autofahrt bei uns eintrifft, führen wir unser Vorgespräch in aller Ruhe bei einer schönen Tasse Tee, um erst einmal anzukommen. Dabei schildert er mir bereits die ersten Ausprägungen seines Problems.

„Ich kann nicht rechnen", stellt er als Arbeitsthese in den Raum, bevor er seinen Konflikt eingehender beschreibt. „Es war schon immer so, seit ich denken kann. Eine Angst, ja, es stimmt, es ist sogar regelrecht empfundene Panik entsteht in mir, alleine bei dem Gedanken, etwas rechnen zu müssen."

„Das klingt furchtbar", entgegne ich. „Sind die Zahlen so schrecklich oder woran liegt es?"

„Wenn ich das mal wüsste. Es kommt mir sogar so vor, als wären alle Erinnerungen an Zahlen oder mathematische Dinge vollständig aus meinem Bewusstsein entfernt."

„Können Sie mir in einem kurzen Satz zusammengefasst sagen, was das Ziel unserer Sitzung sein soll?"

Um das zu beantworten, muss Peter nicht lange nachdenken. „Ich möchte keine Angst mehr vor dem Rechnen haben müssen."

Natürlich könnte ich aufgrund der Erzählungen auf den Therapieauftrag und unser Therapieziel schließen, aber die Tatsache, dass es noch einmal vom Klienten persönlich ausgesprochen und definiert wird, intensiviert den Verlauf ungeheuerlich und sorgt für zusätzliche Präzision bei der Entwicklung neuer Verhaltensweisen.

„Okay, Peter", füge ich überleitend hinzu. „Nun weiß ich bereits einiges aus Ihrem Bewusstsein. Sind Sie jetzt bereit, mit mir in die Tiefen verborgener Programme einzutauchen, um eine anhaltende Veränderung zu ermöglichen?"

„Ja, bitte, sehr gerne."

Daraufhin versetze ich Peter in eine mittlere Trance und bitte ihn, mir eine schöne Erinnerung aus seinem Erlebnisschatz zu erzählen. Das Besondere an diesem Vorgehen ist, dass wahrscheinlich eine Erinnerung zum Vorschein kommt, an die der Klient sich auch in seinem Wachbewusstsein erinnern könnte, aber jetzt wird dieses Erlebnis aus einer anderen Quelle heraus gestartet. Zu Beginn fühlt es sich noch an wie ein fast normales Gespräch, nur dass dabei die Augen geschlossen sind. Dies ändert sich aber dann rapide.

Die Informationen werden aufgrund der Speicherweise unseres Unterbewusstseins unter der emotionalen Erinnerungsperspektive dargeboten. Dies bedeutet möglicherweise eine bekannte Information, gekoppelt an eine ungeahnte Emotion, in höchster Intensität. Das Unterbewusstsein arbeitet mit Bildern und Emotionen. So berichtet mir Peter von einem wunderbaren Tag in den Bergen. Er hat Urlaub und liebt es zu wandern. Dabei spielt es auch keine Rolle, ob er alleine unterwegs ist oder in Gesellschaft. Das Wandern gibt ihm etwas sehr Kraftvolles. „Alles ist so kraftvoll. Jeder einzelne Schritt bringt mich meinem Ziel näher."

„Okay, dann geht es also um das Erreichen eines Zieles oder ist da noch etwas anderes?"

„Jetzt wenn Sie so fragen, ..." Er pausiert kurz, um sich neu zu sortieren, „geht es nicht nur um meine Ziele. Ich liebe es bereits zu wandern. Das bedeutet, das Schöne beginnt schon mit dem Weg."

„Was genau macht das Wandern denn für dich so schön?"

Wieder spürt er kurz und intensiv hinein, bevor er antworten kann.

„Hm... Da sind viele Facetten, die es ausmachen. Die Bewegung, die Natur, Landschaft und fast unberührte Bilder frei von vielen

Menschen oder gar Trubel. Aber das Schönste für mich ist... in den Moment einzutauchen. Das bedeutet für mich, nicht nachdenken zu müssen. Kein Grübeln oder Gedanken an Stress und Belastung. Einfach mit aller Kraft im Moment zu sein ist schon sehr besonders. In diesen Momenten bin ich wie ein Schwamm – ein Schwamm, der die Ressourcen der Umgebung aufnehmen kann, in sich speichert und mit sich trägt..." Er schwärmt nun geradezu: „Jeder Schritt ist wie eine Meditation, die mir Antworten auf noch nicht gestellte Fragen zuflüstert. Da kann ich einfach ich selbst sein. Frei. Ja, und diese Freiheit auf dem Gipfel – sie lässt mein Herz in den schnellsten Frequenzen schlagen, ja, fast vibrieren vor Stolz und Aufregung. Und dann verschwindet die Aufregung, die durch die Neugierde verursacht wird, wie es wohl von oben aussehen mag, sobald diese Frage offensichtlich beantwortet wurde. Und was dann bleibt, ist lediglich Stolz und Ruhe. Es entspannt mich so sehr, hier oben zu stehen und hinabzublicken. Ein göttliches Gefühl, irgendwie majestätisch."

„Sehr schön Peter, wenn ich dich so höre, bekomme ich Lust, meine Wanderstiefel zu putzen. Da bekomme ich richtig Lust, in solche Momente einzutauchen, so wie du." Dann pausiere ich kurz, um dann die Überleitung zu machen: „Aber du bist sicherlich nicht nur gekommen, um mich zu einer Wanderung abzuholen. Du hast noch etwas mitgebracht, was dich in ein schlechtes Gefühl bringt, nicht wahr? Bitte erzähle mir noch einmal kurz, was dich belastet."

Vielleicht fragst du dich gerade, wieso ich diese Frage noch einmal stelle, wo er sie doch eigentlich schon beantwortet hatte. Sicherlich denkst du dir die Antwort schon. Natürlich habe ich meinen Grund. Ich möchte die zweite Antwort auf die gleiche Frage aus einer tieferen Ebene erhalten. Jetzt, da Peter in Trance ist, ist er in einem Zustand der absoluten Verbindung zu seiner inneren Weisheit. Und von hier aus werden schon bald Erkenntnisse erzielt werden, die das Verhalten verändern und die Lebensqualität erheblich steigern sollen.

„Es geht um das Rechnen. Mathematik macht mir Angst. Stell dir vor, ich habe mir sogar meinen Beruf unter dieser Perspektive ausgesucht. Ich habe mir extra etwas ausgesucht, wobei ich nicht rechnen muss. Das ist doch unglaublich, oder? Und jetzt muss ich doch rechnen. Wenn es rauskommt, dass ich nicht rechnen kann, denken bestimmt alle, dass ich zu dumm bin und dann werde ich vermutlich meinen Job verlieren. Es wird eine Katastrophe. Vor jeder Weiterbildung überlege ich, ob hier vielleicht gerechnet werden könnte. Der Stress ist unglaublich hoch."

„Okay. Ich verstehe", antworte ich. „Bitte lass uns einmal in eine Situation eintauchen, in der du diese Angst schon einmal gespürt hast, vielleicht kann ich mir dann ein noch besseres Bild machen."

Durch das Erzählen des Erlebten fällt es dem Klienten leichter, in die exakten Bereiche seiner Gefühle und seiner Wahrnehmung einzutauchen. Und mit eintauchen meine ich ein „fast erneutes Erleben der Situation".

„Was soll ich denn jetzt tun?", fragt mich Peter aus Angst, etwas falsch zu machen.

„Sehr gut, dass du fragst. Mach am besten überhaupt nichts", sage ich mit einem Lächeln in der Stimme. „Stell dir vor, dass hier ein ganz besonderer Ort ist. Hier gibt es Bewertungen wie richtig oder falsch gar nicht. Also kannst du hier auch überhaupt nichts falsch machen. Schön, nicht wahr? Je weniger du richtig machen möchtest, desto einfacher wird alles gleich für dich sein. Du kannst dir jetzt einfach erlauben, nur du selbst zu sein und wahrzunehmen, was geschieht. Also, wenn du irgendeinen Anteil in dir hattest, der noch angespannt war, dann kannst du diesen Teil jetzt loslassen."

„Das klingt so einfach."

„Ja, das kann es auch sein. Bleib einfach für einen kleinen Augenblick mit deiner Angst oder Unsicherheit verbunden und dann warten wir einfach, was geschieht. Du wirst schon sehr bald feststellen, dass dir ein Augenblick aus deiner Vergangenheit einfallen wird, in dem du dich so oder so ähnlich gefühlt hast."

„Dann soll ich die Angst noch einmal fühlen?"

„Ja, genau. Mach dir keine Sorgen, es ist nur für diesen Moment. Je intensiver du in dieses Gefühl eintauchst, desto schneller wird es nur noch Erinnerung sein. Und außerdem bist du in jedem Augenblick ganz fest mit mir verbunden, sodass du jederzeit sagen könntest, wenn du etwas anderes bräuchtest oder dir wünschen würdest. Wir können jede Situation sofort wieder verlassen. Okay?"

„Ja, okay. Dann gehe ich jetzt noch einmal in das Gefühl der Angst, nicht rechnen zu können und warte einfach ab."

„Exakt", bestätige ich Peter und bitte ihn, seine Wahrnehmungen zu schildern.

„Es ist jetzt ein flaues Gefühl in meinem Bauch. Es wird immer größer. Es wächst und breitet sich in meinem Brustkorb aus. Ein sehr enges Gefühl. Und langsam wird aus der leichten Aufregung eine Riesenpanik. Sie erfüllt mich jetzt, es ist sehr schlimm."

„In welchen Augenblicken hattest du denn dieses Gefühl schon einmal?"

Peter ist sehr schnell am ersten Etappenziel angekommen und beginnt zu berichten.

„Oh, das wundert mich jetzt gar nicht."

„Was denn?"

„Es ist eine Erinnerung an meine Schulzeit. Und wer hätte es gedacht, es ist der Mathematikunterricht."

„Was geschieht hier?", möchte ich wissen.

„Unser Lehrer geht vor der Klasse auf und ab. Wie ein Feldherr. Er schaut missbilligend in die Runde, als ob er sich denken würde:

,Warum vergeude ich nur meine Zeit mit diesen Idioten?'. Sein Blick ist alles andere als liebevoll oder zugewandt. Pure Ablehnung sieht so aus, denke ich."

Peter verändert seine Körpersprache drastisch. Aus dem erwachsenen Mann neben mir wird ein verängstigtes Kind.

„Was hast du jetzt?", frage ich nach.

„Ich habe solche Angst", sagt er mit zittriger Stimme. „Er lässt gerade einen Mitschüler an der Tafel etwas vorrechnen. Aber mein Schulkamerad kann die Aufgabe nicht lösen. Jetzt sucht Herr Kästner sein nächstes Opfer."

„Opfer?"

„Ja, Opfer. Das meine ich schon so, wie ich es sage. Und es fühlt sich auch so an, als ob gleich jemand geopfert werden soll. Alle Schüler sehen betreten auf die Kratzer auf den Holzbänken - so als sei der Blickkontakt zum Lehrkörper tödlich oder schädlich wie der Blick der Medusa. Nur nicht nach oben sehen. Nicht auffallen, nicht unangenehm auffallen, damit er mich nicht an die Tafel holt. Seine Schritte fühlen sich an wie der Trommelwirbel vor einer Erschießung. Dann Stille. Kein Schritt, kein Ton. Man könnte buchstäblich die besagte Nadel fallen hören. Dann durchtrennt ein Name den Raum. ,Peter, komm an die Tafel.' Bei diesem Satz erstarre ich zu Stein. Mein Herz, das eben noch raste, hört gefühlt zu schlagen auf."

Nun ringt Peter um Worte, bis er schließlich weiterspricht.

„Das ist mein Todesurteil. Dieser Sadist liebt es, Menschen zu quälen."

Die Schilderung nimmt immer mehr an Bedrohlichkeit zu. Das Schlimmste daran ist, dass es sich nicht anfühlt, wie die Übertreibung eines gemobbten Schülers.

„Ist es okay, wenn wir hier weiter einsteigen?"

„Ja, auf seltsame Weise fürchtet sich nur ein Teil von mir. Ein anderer Teil fühlt deinen Schutz und die Sicherheit, die uns umgibt."

„Okay, dann bitte weiter."

„Ich sehe mich aufstehen und an die Tafel gehen. Mein Zeitgefühl ist gestört und ich erlebe das Ganze wie eine Szene aus einem Film. Irgendwie distanzierter. Er stellt mir eine Aufgabe. Ich habe das Gefühl, er hat sich etwas Fieses ausgedacht, damit er mich auf jeden Fall erniedrigen kann. Er ist ein Monster."

Präzise beschreibt Peter den weiteren Ablauf.

„Ich kann die Frage nicht beantworten und fühle seine Genugtuung wie einen Messerstich in meiner Brust. Dann sagt der Lehrer zu mir: ‚Peter, das dachte ich mir doch gleich. Du bist nichts, du kannst nichts und das wird sich niemals ändern. Du Versager, gut dass deine Eltern tot sind und dich nicht durchziehen müssen. Du weißt, was jetzt kommt?' Den Rest möchte ich nicht aussprechen", sagt Peter leise. „Es ist zu erniedrigend."

Er erzählt mir von körperlicher Züchtigung seitens des Lehrers, die damals noch toleriert wurde. Er wurde mit dem Rohrstock mehrfach auf das entblößte Gesäß geschlagen, bis die Haut platzte.

„Ich hatte das Gefühl, egal was er mich gefragt hätte, ich hätte keine Chance gehabt richtig zu antworten. Etwa so, als würde etwas in mir die Antwort verhindern. Weißt du, was noch schlimm war?", fragte er mich.

„Nein."

„Alle haben gelacht. Stell dir das vor, alle haben sie gelacht. Das Lachen und die Schläge waren gleichermaßen schlimm für mich. Ich fühlte deutlich, wie Herr Kästner alle zum Lachen angestachelt hatte und alle spielten sie mit. Vermutlich aus purer Erleichterung, nicht an meiner Stelle gewesen zu sein. Es hätte jeden treffen können."

„Danke Peter, dass du diese Erlebnisse mit mir teilst. Hast du das

Gefühl, dass wir aus dieser Situation noch etwas brauchen oder kann ich dich schon etwas fragen?"

Er überlegt kurz.

„Nein, hier ist nichts mehr, was uns weiterführen könnte. Was möchtest du wissen?"

„Du sagtest gerade einen Satz, der mich stutzig machte. Du sagtest, es sei so gewesen, als habe etwas die richtige Antwort verhindert. Das klingt sehr spannend. Da möchte ich gerne mal hinschauen. Natürlich nur, wenn es für dich okay ist. Was meinst du?"

„Hm... Irgendetwas in mir sagt nein, tu das nicht, aber ich weiß genau, dass wir dahin müssen. Es ist, als wollte mich etwas schützen."

„Schützen? Wovor?"

„Vor mir. Vor der Wahrheit. Vor dem Ungesehenen, besser kann ich es nicht beschreiben."

„Wollen wir?"

„Ja, wir sind so weit gekommen bis jetzt. Nun will ich den Rest auch sehen."

„Gut, dann verbinde dich nochmal mit dem Gefühl von vorhin und nimm jetzt den Aspekt, dass irgendetwas dich am Antworten hindern möchte, mit hinein. Dann lass uns abwarten, welcher Moment deiner Vergangenheit sich dir zeigt. Okay?"

„Ja, ich gehe nun wieder in das Gefühl und stelle mir die Frage, was mich hindern könnte."

Es dauert einen Moment, bis er sagt: „Da ist nichts, ich kann nichts sehen."

Daraufhin bremse ich seine Erwartung und bitte ihn, nicht auf ein Bild zu warten. Also vielleicht kein visuelles Bild. Möglicherweise geschieht gleich etwas vollkommen anderes.

„Du musst jetzt nichts sehen, mach dir keinen Stress und schau einfach, was geschieht. Bitte dein Unterbewusstsein darum, dir die betreffende Situation in der dir verständlichsten Sprache zu zeigen. Und dann warten wir einfach noch ein wenig."

„Da ist nur so ein Gefühl, sonst nichts."

„Ein Gefühl? Sehr gut, das ist vermutlich die erste wichtige Information, aus der dein ‚Bild' entsteht. Was ist das für ein Gefühl?"

„Geborgenheit. Hä? Wie passt das denn jetzt dazu?"

„Peter. Lass dir Zeit. Du musst jetzt noch nichts verstehen, einfach beobachten, nur beobachten, den Rest bekommen wir gleich gemeinsam hin. Ich brauche jetzt deine Augen und Ohren. All deine Wahrnehmungen sind jetzt wichtig, um das Bild zu vollenden und auch zu verändern. Es klappt nur, wenn du mir hilfst."

„Okay, okay. Ich verstehe es sowieso nicht. Dann kann ich auch einfach erzählen."

Dann fährt er mit seiner Beschreibung fort.

„Also gut, Geborgenheit. Hm... Es fühlt sich an wie meine Mutter."

Peter beginnt zu weinen.

„Ich habe sie so lange nicht mehr gespürt. Ich vermisse sie so sehr."

„Was geschieht?"

„Ich sitze. Hm... Irgendwie sitze ich einfach. Ah ja, jetzt wird es klarer. Ich sitze auf ihrem Schoß. Das kommt nicht so oft vor. Wir sind acht Kinder. Da muss man teilen lernen, sonst geht man unter. Aber ich habe diesen Augenblick so sehr genossen. Ach, das ist ja lustig." Er ist sichtlich amüsiert. „Dalli Dalli mit Hans Rosenthal. Das läuft im Fernsehen – ich muss so sechs oder sieben Jahre alt gewesen sein. 1971 oder so. Es sollte ein bedeutsames Jahr für uns werden. Ich kuschele mit meiner Mutter und sie hält mich fest und geborgen. Sie ist ein so liebevoller Mensch. Sie liebt uns alle acht, keinen mehr oder weniger. Sie hat auch ein so gütiges Gesicht. Währenddessen streichelt sie zärtlich durch mein Haar. Damals hatte ich noch welches", sagt er lachend, während er sich mit seiner rechten Hand durch den immer spärlicher werdenden Bewuchs seines Hauptes fährt.

„Ich genieße diesen Augenblick so sehr. Ich wünschte, er würde niemals vergehen. Langsam sollte ich ins Bett gehen. Das erkenne ich deutlich an den Augen meines neben uns sitzenden Vaters. Bitte, sage ich, Papa, darf ich noch aufbleiben, es ist gerade so schön? Er sieht mich väterlich liebevoll an und sagt: ‚Ach Peterchen, morgen ist auch noch ein Tag. Ihr könnt morgen sicher weiter kuscheln, oder?' Mama nickt ihm zu und heißt mich aufzustehen. Ich gebe ihr nur einen schnellen, enttäuschten Kuss und verschwinde in meinem Bett."

Die Schilderung berührt Peter sichtlich und an seinem Gesicht kann ich die Intensität deutlich erkennen. Das in Hypnose Erlebte ist so intensiv, dass Worte es meist nicht beschreiben können. Der Klient erlebt seine „Bilder" auf allen Sinneskanälen, so, als sei er gerade dort. Und das kann man einfach nicht mit Worten beschreiben und schon gar nicht in der Geschwindigkeit des Erlebens.

„Und dann, Peter? Wie geht es weiter?"

„Eine Hand weckt mich auf. Es scheint der nächste Morgen zu sein. Diese Hand hat mich niemals zuvor aus dem Schlaf geholt. Ich höre eine durchdringende Stimme sagen ‚Peter! Wach auf! Los! Es tut mir leid, ich muss dir etwas sagen. Wir müssen los, beeil dich.' − ‚Was? Äh... ist denn los?' Meine Worte taumeln äußerst schlaftrunken aus meinem Bett. Es ist mein Onkel."

Überrascht von der Situation, erzählt Peter weiter.

„Was machst du denn hier? Wo ist Mama?' − ‚Deshalb bin ich hier. Sie hatten einen Unfall, heute Nacht. Dein Vater liegt im Krankenhaus, wenn du ihn noch einmal sehen möchtest, müssen wir los.' − ‚Wo ist Mama?' Dann stockt mein Onkel kurz, bevor er antworten kann. ‚Es tut mir leid. Sie ist tot.'

Tot. Eben saß ich noch auf ihrem Schoß und jetzt soll sie tot sein?

Ich schreie meinen Onkel an, warum er mich so anlügt. Damit macht man keine Scherze. Ich schlage mit beiden Fäusten auf ihn ein, um den Lügner mit Schlägen der Verzweiflung zu bestrafen. Er hält mich einfach fest. ‚Es ist kein Scherz, Peter, es tut mir leid. Lass uns jetzt ins Krankenhaus zu deinem Vater fahren, er lebt noch, aber es sieht nicht gut aus.' Wie ferngesteuert kleide ich mich an und begleite meinen Onkel in die Klinik." Dann wechselt der Schauplatz von der elterlichen Wohnung in das örtliche Krankenhaus.

„Wir sitzen nun auf so einem Gang, meine Tante ist bei den kleineren Geschwistern zu Hause geblieben. Wir Größeren sind hier und warten. Dann kommt ein Arzt durch eine Tür der Intensivstation heraus. Mein Onkel steht auf und geht zu ihm. Wir sollen hier warten... Der Arzt schüttelt nach unten blickend den Kopf, bevor mein Onkel sich die rechte Hand fassungslos erschüttert auf die Lippen hält. Nun sieht er zu uns Kindern herüber. Sein Gesicht ist der Überbringer der schrecklichsten Nachricht im Leben dieser Familie. Wortlos wissen alle, was es bedeutet. Schreie der Verzweiflung und des Schmerzes als Rebellion gegen das Unabwendbare zerschneiden die Luft des Krankenhausflurs. Danach weiß ich nichts mehr."

„Ich weiß gar nicht, was ich dazu sagen soll, Peter. Mir fehlen wirklich die Worte. Ich fürchte auch, dass nichts, was ich sagen könnte, auch nur ansatzweise in der Lage wäre, mein Mitgefühl auszudrücken oder dein Leid zu lindern."

„Schon gut", sagt Peter. „Ich fühle es ganz deutlich, danke für dein Mitgefühl."

„Eine furchtbare Situation. Kannst du noch?", frage ich nach, um Peter nicht zu überfordern.

„Ja, das Schlimmste ist vorbei. Das fühle ich ganz deutlich."

„Kannst du mir bitte noch mehr erzählen? Ich meine, jenseits des

Schmerzes oder so. Sprich einfach weiter, wenn es geht."

„Ich weiß gar nicht, wo ich anfangen soll."

„Das verstehe ich gut", gebe ich zu erkennen. „Mir ginge es vermutlich genauso wie dir."

„Ich war einfach total überfordert. Eben war alles noch okay, wie immer, und dann plötzlich ist das ganze bekannte Leben ausgelöscht. Ich sitze auf Mamas Schoß und dann plötzlich sind alle tot. Nur wenige Stunden danach. Ich habe später erfahren, dass meine Eltern in ihren Hochzeitstag hineinfeiern wollten. Dazu hatten sie sich von Freunden einen 1970er Karmann Ghia Cabriolet ausgeliehen. Es war ihr Traumwagen – ein mit acht Kindern nicht zu erfüllender Traum. Auf dieser Spritztour kamen sie wohl von der Fahrbahn ab, weil ein betrunkener LKW-Fahrer seine Spur nicht halten konnte. Und so endete der Hochzeitstag an einem Baum. Es kam alles so plötzlich." Wieder pausiert er, um sich und seine Gedanken zu sortieren.

„Ja, wie aus heiterem Himmel, stimmt's?"

„Genau, wie aus heiterem Himmel. Ich war völlig unvorbereitet. Ich hätte so gerne noch einiges zu den beiden gesagt. Diese Gelegenheit wurde mir genommen. Ich hatte keine Chance dazu."

„Ja, du hattest keine Chance, wie hättest du auch wissen können, was geschieht."

Dann schrie er vor Schmerz auf: „Damit konnte ich nicht rechnen."

Dieser Satz war wie ein Donnerschlag. Ich ließ ihn einige Zeit nachwirken, bis ich entschied, ihn ein weiteres Mal auszusprechen.

„Damit konnte ich nicht rechnen. Unfassbar! Oder? Die ganze Geschichte, das komplexe Leid, alles aus einem Satz heraus verursacht."

Peter war absolut fassungslos. In Windeseile spielten sich nun andere Situationen vor seinem inneren Auge ab und er sagte immer wieder: „Hier nahm alles seinen Ursprung. Von da an konnte ich tatsächlich nicht mehr rechnen. Mein Leid, mein Schmerz, all meine Last hat sich einen Kanal gesucht. Zahlen. Daher die Angst zu verlieren. Ja, daher auch diese Todesangst. Jetzt verstehe ich alles."

„Du sagtest ‚einen Kanal gesucht', Peter? Was meinst du?"

„Ich habe einen Weg gefunden, meinen Schmerz zu kompensieren. Ja, sogar zu vermeiden. Zahlen kann ich versuchen aus dem Weg zu gehen, meinen verstorbenen Eltern nicht. Es ist eine Bewältigungsstrategie, die funktioniert."

„Respekt, oder?"

„Ja", erwidert er, „eigentlich schon. Somit konnte ich mit allem umgehen. Und der Mathelehrer hat mein Programm noch untermauert."

„Ich bin wirklich absolut beeindruckt, Peter, aber kann es sein, dass nur das Wissen um die Herkunft des Problems noch nicht die endgültige Lösung darstellt? Spür mal in dich hinein, wie sich Zahlen oder Rechnen allgemein für dich jetzt anfühlen."

„Besser! Auf jeden Fall besser. Aber da ist noch etwas."

„Ja, das dachte ich mir fast. Was meinst du, können wir nun beginnen zu lösen, damit die Zahlen ihren Schrecken verlieren?"

„Nichts lieber als das. Was muss ich tun?"

„Sehr gute Frage, Peter. Was möchtest du denn gerne tun?"

„Ich möchte so gerne mit meinen Eltern sprechen. Mich verabschieden oder bedanken."

„Okay, dann verbinde dich nun mit all deiner Liebe zu deinen Eltern und lade sie ein, mit dir in Kontakt zu treten. Du wirst feststellen, dass sie schon sehr bald hier sein werden."

Peter ist tief berührt und schluchzt. „Wie schön euch zu sehen, Mama, Papa, was habe ich euch vermisst! Wenn ich all das gewusst hätte, was ich heute weiß, hätte ich dich nicht so flüchtig geküsst, als ich zu Bett ging, Mama. Ich habe dich so lieb. Du fehlst mir so."

„Wie reagieren deine Eltern?"

„Sie lächeln liebevoll und umarmen mich, sie halten mich ganz fest. Mama sagt, ich solle mich jetzt auf ihren Schoß setzen und mit ihnen gemeinsam Dalli Dalli ansehen, so als hätten sie mich damals nicht ins Bett geschickt. Ich genieße es sehr. Mama streichelt mich. Papa krault mir gleichzeitig den Rücken. Es ist so schön."

„Und dann? Was verändert sich für dich?"

„Es wird leichter, ich habe immer weniger das Gefühl, etwas falsch gemacht oder verpasst zu haben. Ich bitte meine Mutter, mir nicht böse zu sein, dass ich ohne richtigen Kuss zu Bett ging."

„Und?"

„Natürlich ist sie nicht böse. Mein Vater auch nicht. Ich möchte mich von ihnen verabschieden, weil ich weiß, dass wir uns nicht mehr sehen werden. Ich sage den beiden, wie sehr ich sie liebe. Sie sind tolle Eltern und ich bin stolz, ihr Sohn zu sein."

„Wie fühlt sich das für dich an?", möchte ich wissen.

„Sehr gut, es ist pure Erleichterung."

„Wie wirkt sich das jetzt auf deine Fähigkeit zu rechnen aus?"

„Ich stelle fest, dass kein Zusammenhang mehr für mich besteht. Wie schön, ich kann es kaum fassen! Kann es sein, dass es das jetzt tatsächlich schon war?"

„Ich weiß es nicht, was meinst du denn?"

„Hm... Da ist noch was, ich bin wütend, ich weiß auch nicht."

„Wütend? Auf wen oder was denn?"

„Mein Mathelehrer. Er hat mich gequält und erniedrigt. Hat mich geschlagen und beleidigt. Mit dem hätte ich noch ein Hühnchen zu rupfen. Darf ich den auch hierher rufen?"

„Wenn du das möchtest. Natürlich."

Dann beschreibt Peter, was er gerne mit dem Peiniger tun wollte.

„Er soll fühlen, was ich fühlte. Ich möchte, dass er weiß, welchen Missbrauch er mit seiner Verantwortung betrieben hat. Er sollte ein

Vorbild sein. Aber das war er nicht, ganz im Gegenteil. Eher ein abschreckendes Beispiel. Dieses sadistische Schwein. Ich lasse ihn jetzt fühlen, wie es mir ging. Er soll es ebenfalls aushalten müssen, so wie ich. Den Schmerz physisch und psychisch. Genau wie ich."

„Und? Wie reagiert er?"

„Er weint. Wie ein kleines Mädchen. Ein jämmerliches Bild, ehrlich. Es scheint so, als habe er etwas Ähnliches erlebt in seiner Kindheit. Seine Lehrer waren wohl nicht zimperlich. Aber das soll keine Entschuldigung sein. Ich sage ihm jetzt, dass er eine Verantwortung trägt. Er soll die eben gemachte Erfahrung nutzen. Er kann sie sinnvoll dazu einsetzen, sich immer daran zu erinnern, wie es Schutzbefohlenen geht. Wie es ist, ein Vorbild zu sein, oder eben keines."

„Was macht er jetzt?"

„Er verspricht mir, dass es nie wieder vorkommt. Er bekräftigt, wie sehr es ihm leidtut."

Ich knüpfe noch einmal an das Sitzungsthema an. „Was ist mit dem Rechnen?"

„Es verändert sich noch einmal alles. Jetzt habe ich keine Angst mehr. Ich glaube, ich könnte es lernen. Nein, falsch. Ich bin mir sicher, ich werde es lernen. Wenn ich in den Unterrichtsstunden nicht mehr von meiner Angst gelähmt bin, kann ich auch aufpassen und lernen. Die Grundlage des Verstehens ist geschaffen."

„Und nun? Gibt es noch was zu tun? Oder können wir sehen, wie du dich mit den Zahlen anfreundest?"

„Ich glaube, dass es das jetzt war. Was soll ich jetzt tun?"

„Wenn du jetzt konzentriert lernen kannst, wie wird es sich auf deine Leistungen auswirken?"

„Es wird ganz leicht sein."

„Und wenn du dir jetzt vorstellst, es wäre wie eine Reise, eine Wanderung auf einen Berg? Welche Parallelen gäbe es für dich?"

„Dann wird es zu einem Abenteuer. Mit jedem Schritt, also mit jeder Lösung eines mathematischen Problems, mit jedem Unterricht nähere ich mich meinem Ziel. Dem Gipfel. Ich kann auch diesen Gipfel erklimmen und Freude daran haben. Ich bin ganz im Moment. Keine Gedanken, kein Grübeln, keine Sorgen, wie eine Meditation. Ganz einfach. Ich freue mich jetzt, wenn ich lernen darf. Hatte ich erzählt, dass meine Frau Lehrerin ist? Jetzt kann ich sie bitten, mich zu unterrichten."

Am Ende war es eine wunderschöne Sitzung mit einem runden Abschluss.

Die Intensität der Emotionen war erheblich, doch zum Schluss gipfelte es in einer phantastischen Erkenntnis, die Peters Leben nachhaltig veränderte.

Meist ist es genau diese Erkenntnis, der ein Ausagieren der Versäumnisse folgen sollte, um dann einen neuen Weg, sprich eine neue, gesündere oder angenehmere Verhaltensweise zu konstruieren.

Gelingt dies immer so einfach?

Nein, natürlich nicht. Beim Lesen des Buches entsteht womöglich der Eindruck, dass sämtliche Fälle und Probleme in nur einer Behandlungseinheit gelöst werden können.

Dem ist selbstverständlich nicht so. Manchmal benötigen wir auch mit IntuTrance – intuitiver Hypnose zwei, drei oder gar mehrere Termine. Und manchmal sind dem Behandlungserfolg auch einfach Grenzen gesetzt.

Um dies zu verdeutlichen, möchte ich die nächste Geschichte erzählen. Alles lief eigentlich nach Plan und dennoch war das Ergebnis limitiert.

Anhand dieser kleinen Geschichte kann ich auch wundervoll darstellen, wie wichtig es ist, keine fixe Vorstellung davon zu haben, wann eine Behandlung erfolgreich ist und wann nicht. Vor allem, wer ist in der Lage zu definieren, was überhaupt ein Erfolg ist und was nicht? Ist dies tatsächlich der Therapeut, der das zu entscheiden hat? Mit Sicherheit kann nur der Klient dies beurteilen. Und er wird seine Bewertung anhand des hoffentlich veränderten Leidensdruckes vornehmen.

In einigen Situationen könnte der Therapeut vom Ergebnis enttäuscht sein, da die Symptome nicht restlos verschwunden sind, doch der Klient meldet zurück, wie dankbar er ist, da es ihm noch nie zuvor besser ging als jetzt nach der Behandlung. So unterschiedlich können die Wahrnehmungen tatsächlich sein.

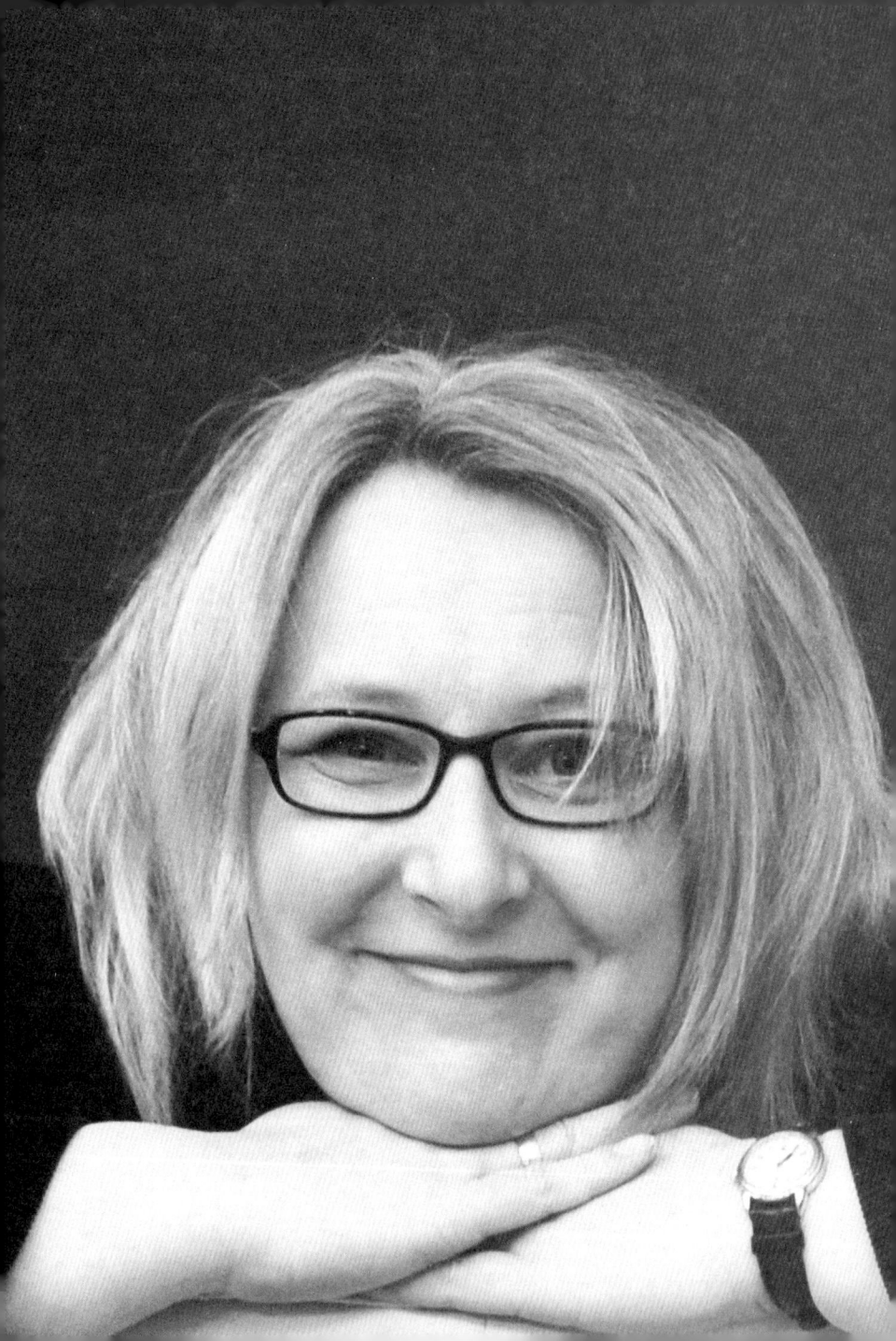

Kapitel 9
Alexandra: Die Trichotillomanie

Dieses Störungsbild ist vermutlich nicht jedermann bekannt, daher möchte ich einige Worte darüber verlieren. Der Begriff setzt sich aus verschiedenen griechischen Worten zusammen. Thrix (Haar), tillein (rupfen)und mania (Raserei, Wahnsinn) ergeben zusammen ein komplexes Störungsbild. Hierbei handelt es sich um eine sogenannte Störung der Impulskontrolle. Das bedeutet, per definitionem, dass durch das Ausagieren einer Handlung ein bestehender Druck entlastet wird. Oder einfach gesagt, es wirkt wie ein Ventil. Der aufgestaute Druck, der durch manchmal traumatische Erfahrungen entstanden ist, wird durch das Herausreißen von Haaren kompensiert. Auch wenn hier kein logischer Bezug zu erkennen ist, sorgt dieses Verhalten beim Betroffenen für Erleichterung. Das Selbstwertgefühl ist in der Regel sehr schwach ausgeprägt. Meist bezieht sich das Herausreißen der Haare auf die Kopfbehaarung, manchmal sind andere Regionen wie zum Beispiel die Wimpern oder Augenbrauen betroffen. Je nach Intensität gibt es hier noch Ausprägungen mit zwanghaftem Essen der Haare (Trichophagie). Man kann sich vermutlich den erheblichen Leidensdruck der Betroffenen vorstellen.

Von einem solchen Störungsbild handelt folgende Geschichte.

Alexandra, ein bildschönes 23-jähriges Mädchen, betritt die Praxis und wirkt zunächst vollkommen unauffällig. Sie ist vorteilhaft und geschmackvoll gekleidet und dezent geschminkt. Sie macht allenfalls einen zurückhaltenden Eindruck, aber das ist für den ersten Termin absolut normal, zumindest bis der Rapport gut aufgebaut wurde.

Nach einigen Minuten des Vorgesprächs und der Schilderung ihres Leides intensivieren wir die Phase des Vertrauensaufbaus durch einige leichte hypnotische Übungen (Convincer).

Alexandra erzählt mir von ihrem Partner, der sie auf Händen trägt und bereitwillig ihre „Macken" erträgt. Sie führen eine wunderbare Beziehung, aber natürlich dreht sich ein großer Teil des Tagesablaufs um die Erkrankung. Sie berichtet von allerlei therapeutischer Vorerfahrung und von vielen vergeblichen Anläufen, ihre Krankheit in den Griff zu bekommen. Sie meint „endlich in den Griff" zu bekommen, da sie es kaum noch aushalten könne, so sehr bestimme ihr Verhalten ihr Leben.

Anschließend führe ich Alexandra in Trance und bitte sie, mir zu erzählen, was ihr Ziel, ihr Wunschtraum sein würde, wenn sie ihr Problem hinter sich gelassen habe.

„Meine Hochzeit."

„Deine Hochzeit? Was ist damit?"

„Mein größter Traum ist es, meinen Partner zu heiraten, ich liebe ihn sehr. Er ist Stütze und Halt für mich. Und ich möchte ihm so gerne eine Freude machen. Ich weiß, was es ihm bedeuten würde, wenn wir am Altar nebeneinander knien und ich ihn mit meiner wallenden, schwarzen Mähne verzaubern könnte."

„Dein Ziel ist es, bei deiner Hochzeit langes Haar zu tragen?", frage ich nach.

„Ja. Das möchte ich so gerne, denn ich weiß, er würde es lieben. Aber sie werden niemals lang genug. Ich reiße sie vorher immer aus. Ich muss sie herausreißen, es ist wie ein Zwang, ich mache das nicht bewusst. Es ist so, als würde dies etwas in mir machen. Aber gravierender ist es, dass ich mir die Wimpern und Augenbrauen herausreißen muss. Ja, ich muss es tun, ich habe keine andere Wahl. Dieses Gesicht, ich hasse es." Tränen der Verzweiflung rinnen dabei ihre Wangen hinab. Lautlos scheint sie den Schmerz zu ertragen.

Vermutlich ist dies keine neue Situation für sie.

„Ich habe den Eindruck, dass dich das Ganze sehr traurig macht, kann das sein? Wie gehst du denn normalerweise mit psychischen Schmerzen um?"

„Das kenne ich gut. Diese Art von Schmerz bin ich gewohnt. Das schockiert mich nicht mehr wirklich. Ich glaube, ich kenne es gar nicht anders."

„Erzähle mir bitte mehr darüber", fordere ich sie auf.

„Es war meine gesamte Kindheit so. Meine Eltern waren Alkoholiker. Ich war noch ganz klein, als sie mich weggegeben haben. Ich bin in einer Pflegefamilie aufgewachsen. Angela und Klaus hießen die beiden. Angela zumindest war ganz okay."

Dann hört sie auf zu erzählen und ihre Augäpfel bewegen sich dabei gut sichtbar hinter ihren geschlossenen Lidern. Dies ist ein Zeichen für einen gerade stattfindenden Verarbeitungsprozess. Man nennt dies REM-Augenbewegung, Rapid Eye Movement − kurz REM. Diese Bewegung führen wir auch während des Schlafes aus, ohne es zu bemerken. Ein guter Therapeut wird solche Momente erkennen und dem Klienten ausreichend Zeit geben, um tiefer in die Prozesse einzutauchen.

Als die heftige Augenbewegung nachgelassen hat, frage ich nach: „Angela war ganz okay, sagst du, und Klaus, was war mit dem?"

Nun verfinstert sich ihre Mimik. „Klaus? Der fiese Typ. Naja, irgendetwas brachte er mir wohl doch bei, sonst hätte ich jetzt gerade eine andere, weniger reflektierte Bezeichnung für ihn. Aber es war die Hölle mit ihm."

„Die Hölle? Wie stelle ich mir denn die Hölle vor, die du erlebt hast?"

„Wir waren vier Kinder - drei leibliche Kinder und ich als einziges Pflegekind. Und egal, was es war, ich wurde immer beschuldigt. Weißt du, was ein Sündenbock ist? Hier, vor dir steht nämlich einer.

Die anderen drei hatten das auch sehr bald rausgefunden. Ihre einzige Sorge war, wie sie etwas anstellen konnten, sodass es so aussah, als wäre ich es gewesen. Warum sie das gemacht haben, weiß ich nicht. Vermutlich hatten sie gemerkt, wie cholerisch ihr Vater war und dass es sehr erleichternd ist, wenn sich seine Aggression auf jemand anderen richtet."

„Du sprichst von Aggressionen?"

„Ja. Er wurde mehr als einmal handgreiflich. Aber ehrlicherweise muss ich sagen, wenn er eins der anderen Kinder als Schuldigen identifiziert hatte, bekamen die es genauso mit dem Gürtel zu tun wie ich. Aber irgendwie war ich sehr, sehr oft an der Reihe. Das ging meine gesamte Kindheit durchwegs so."

„Du sagtest Pflegeeltern - und deine echten Eltern waren Alkoholiker. Wie kamst du denn zu deiner Pflegefamilie?"

„Was genau geschah, weiß ich nicht. Aber als ich vier Jahre alt war, veränderte sich mein Leben. Meine Eltern und ich fuhren mit dem Auto weg. Sie sagten, wir machen einen Ausflug. Mir kam die Reise ewig vor und das Ausflugsziel war seltsam. Es war das Haus meiner Pflegeeltern, meine Mutter trug mich auf dem Arm zur Haustüre. Als sie geöffnet wurde, ging es dann sehr schnell. Ich hörte meine Mutter sagen: ‚Passt gut auf die Kleine auf' und dann verschwamm alles um mich herum. Ich wurde wie ein Paket in fremde Hände übergeben und ich konnte nicht mal schreien. Nichts habe ich verstanden, was sollte das Ganze? Keine Ahnung. Sie brachten mich weg und ließen mich dort. Viele Nächte hindurch weinte ich und irgendwann hatte ich keine Tränen mehr. Ich musste mich einfügen, um zu überleben. Zunächst waren Klaus und Angela gut zu mir. Ich kann ihnen nichts vorwerfen. Das änderte sich erst später. Mir kommt es so vor, als hätte sich erst alles verändert, als ich eine eigene Meinung hatte und sie auch wagte zu vertreten. Ich wurde unangenehm, so kommt es mir jedenfalls vor. Klaus sagte mehr als einmal ‚Missgeburt' zu mir. Ich sei wie meine versoffene Mutter, einfach Abschaum – zu nichts zu gebrauchen und eine Last für die Menschheit. So etwas prägt, glaube ich. Oder?"

„Ja, Alexandra, da hast du recht, solche Äußerungen gehen nicht spurlos an einem vorbei."

Dann fährt sie fort. „Es kam soweit, dass ich die Freude an der Provokation entdeckte. Ich wusste, dass Klaus sich aufregen würde und ich wollte ihm so vieles heimzahlen. Die Schläge und alle Konsequenzen wurden mir egal, ich nahm sie sogar gerne in Kauf, wenn ich wusste, dass es ihn auf die Palme bringt. So gesehen hörte ich irgendwann auch auf, ein nettes, angepasstes oder liebenswertes Kind zu sein. Es entstand so eine intime Feindschaft zwischen Klaus und mir."

„War das deine Art dich zu wehren? Kann das sein?"

„Ja, es war meine Revolution. Sinnlos, aber wenigstens habe ich etwas getan. Ich hätte mich geschämt, nicht wieder aufzustehen, nachdem er mich gebrochen hatte."

„Er hat dich gebrochen? Wie meinst du das?"

„Er hat mich solange physisch und psychisch gequält, bis ich nicht mehr sein wollte. Ich wollte nicht mehr leben. Tot zu sein hatte seinen Reiz und ich glaube ein Teil von mir war schon lange tot, aus Furcht vor seinen Aggressionen. Daher empfand ich meine Revolte auch als ein wenig ferngesteuert. Ich konnte überhaupt nichts dazutun – weder dafür, noch dagegen. Es lief alles automatisch ab."

„Wie geht es dir heute, wenn du zurückdenkst?", möchte ich wissen.

„Ich lebe damit. Es ist nicht schön. Und es ist auch nichts vergessen. Wenn ich Klaus heute begegne, sagt er, es sei alles ganz anders gewesen. Er hat völlig andere Erinnerungen als ich und meint, ich hätte doch eine liebevolle und behütete Kindheit gehabt. Dieser Spinner. Von wegen behütet, von wegen liebevoll. Ich erinnere mich an einen Tag, als wir den Tisch für das gemeinsame Abendbrot decken sollten. Wir Kinder deckten den Tisch gemeinsam, bis meiner ‚Schwester' ein Teller hinunterfiel. Das Klirren des zerstörten Eigentums wirkte wie eine Alarmanlage und rief den Sicherheitsdienst, in persona eines völlig erbosten Klaus, auf den Plan. Er schrie: ‚Was ist denn hier schon wieder los?' Dann sah er die Scherben und schon blickte er auf mich. ‚Du Nichtsnutz, kannst du nicht aufpassen? Ich werde dich Vorsicht und Achtsamkeit lehren.' Und schon hatte ich seine flache Hand in meinem Gesicht. Das Abendessen war für mich übrigens gestrichen, aber ich hätte sicher keinen Bissen hinuntergebracht. Und keiner der anderen sagte auch nur einen Ton. Alle waren mucksmäuschenstill."

„Warum hat dir niemand geholfen und die Sache richtiggestellt?"

„Weil sie feige waren. Keiner wollte die Schläge und den Zorn auf sich ziehen. Am besten wäre es gewesen, unsichtbar zu sein."

„Okay, am liebsten unsichtbar sein, das kann ich mir sehr gut vorstellen. Ich frage mich gerade, wie es dazu kommt, dass genau diese Erinnerungen von deinem Unterbewusstsein für uns bereitgelegt wurden. Es ist bestimmt kein Zufall. Jetzt müssen wir nur noch herausfinden, wie das Puzzle zusammengehört. Was meinst du, wollen wir anfangen, das Geheimnis deines Verhaltens zu ergründen?"

„Oh ja, sehr gerne sogar, ich wäre dieses Verhalten so unglaublich gerne los."

Dann starte ich den Lösungsprozess.

„Stell dir nun einmal vor, du wärst meine Assistentin. Und ausgerechnet heute kommt eine junge Frau zu uns, die exakt das gleiche Problem hat wie du. Sie reißt sich Haare, Wimpern und Augenbrauen aus. Manchmal bemerkt sie gar nicht, was sie tut. Es ist wie ein Zwang, sagt sie. Sie kann einfach nicht anders. Nun brauche ich deine kompetente Unterstützung. Du als Profi für diese Krankheit, bitte, sieh dir dieses Mädchen mal an und sage mir, was du siehst."

Es entsteht eine Pause, in der ich fast nicht zu atmen wage, so gespannt ist die Situation. Ich habe das Gefühl, dass Alexandra meiner Bitte gut folgen kann und will. Dann beginnt sie, skeptisch dreinzusehen. „Was ist das denn?", sagt sie. „Ich sehe einen Körperumriss. Auch den Umriss des Kopfes kann ich erkennen. Aber diese Frau hat kein Gesicht. Ich kann beim besten Willen kein Gesicht erkennen. Wie kommt denn sowas zustande?"

„Was kann mit ihrem Gesicht geschehen sein? Erzähle mir bitte genau, was du wahrnimmst."

„Na gut, aber seltsam ist es dennoch. Es ist fast unheimlich, diese Frau hat weder Wimpern noch Augenbrauen. Alle Bereiche, die das Gesicht markant und besonders machen würden, fehlen. Augen ohne Wimpern und Brauen verschwinden in einer wabernden Masse der Austauschbarkeit."

„Die Charakteristika fehlen im Gesicht? Und was meinst du mit Austauschbarkeit?"

Sie erklärt mir bereitwillig: „Ohne diese markanten Gesichtszüge verliert das Gesicht seine Individualität. Es könnte auch eine andere Person sein."

„Was würde geschehen, wenn du das Mädchen fragen würdest, was das für sie bedeutet? Was, denkst du, würde sie antworten?"

„Sie würde sagen, dass dies ein hervorragender Schutz für sie ist."

„Schutz?"

„Ja, Schutz. In den Momenten der Gewalt wünschte sie sich so oft, unsichtbar zu sein oder einfach nicht aufzufallen. Sie würde sagen, dass es ein Versuch ist, in der Masse unterzutauchen, nicht gesehen zu werden, um so einer Bestrafung zu entgehen. Sie zerstört die Persönlichkeit ihres Gesichtes, um nicht immer wieder und wieder geschlagen, misshandelt oder erniedrigt zu werden. Wer nicht ist, kriegt keine Schläge."

Alexandras Gesicht ist jetzt wie versteinert.

Ich frage sie, ob sie das nachvollziehen kann, was das Mädchen ihr erzählt.

Doch bevor ich auf die Antwort eingehe, möchte ich kurz unsere Herangehensweise erläutern.

Ich wähle das Bild der unterstützenden Kollegin, um das Sein der Klientin als Experte zu würdigen. Gegen Angriffe könnte man sich erwehren, Lob und Anerkennung hingegen gehen direkt tief in dein Innerstes. Die Frage, was das Mädchen antworten würde, ermöglicht mir die Dissoziation von den extremen Erlebnissen der Vergangenheit. Über die Verwendung des Konjunktivs nehme ich bewusst ebenfalls den Druck zu antworten aus der Situation. Ein kleines Beispiel zur Untermauerung meiner These: Die Frage „Was brauchst du?" klingt ungemein hart und direkt. Dies hat zur Folge, dass manche Klienten hier erstarren könnten und keine Idee bekommen, was gut für sie ist. Die Frage „Was bräuchtest du?" ist vergleichsweise sanft und liebevoll. Sie regt zum Träumen und Konstruieren an und öffnet somit die Tore zur Kreativität. Solche Details stecken in vielen der verwendeten Formulierungen.

Doch nun zu Alexandras Antwort.

„Natürlich kann ich das verstehen. Sehr gut sogar. Tausende Male wünschte ich mir, in den brisanten Situationen unsichtbar zu sein. Nicht gesehen zu werden oder nicht aufzufallen, um der Gewalt zu entgehen. Durch meine Strategie, die Haare aus meinem Gesicht zu entfernen, versuche ich alles Menschliche und Verletzliche zu eliminieren. Es ist auch der Versuch, unkenntlich zu sein oder gar kein Profil mehr zu haben, damit ich nicht mehr geschlagen werde. Mein Ziel ist ein anonymes Sein ohne aufzufallen. Das lässt mich überleben. Ist das nicht furchtbar und clever zugleich? Todesangst macht uns manchmal unglaublich erfinderisch. Ich möchte sogar noch weiter gehen. Ich kann mir überhaupt nicht leisten, ein

Gesicht oder ein Profil zu haben. Es wäre möglicherweise mein Untergang. Ja, vielleicht auch ein qualvoller Tod."

Ich versuche, Alexandra aus einer neutraleren Perspektive zusammenfassen zu lassen.

„Wenn du dich nun mal aus dem Gespräch mit dem Mädchen löst und bitte die Perspektive eines Adlers einnimmst, der sich durch seine Weisheit und seine Neutralität auszeichnet, wollen wir sehen, was geschieht. Was nimmst du denn aus dieser Position wahr?"

„Ich nehme wahr, dass hier eine junge Frau, Alexandra, eine besondere Überlebensstrategie entwickelt hat. Sie reißt sich ihre Haare aus, um unsichtbar zu werden. Sie versucht unentdeckt zu sein, um Misshandlungen zu entgehen. Und genauso automatisch, wie das Entfernen der Haare stattfindet, sind ihre Reaktionen automatisiert. Die Revolte durch Provokation gegen den Aggressor zum Beispiel – keine der Handlungen unterliegt einer rationalen Entscheidung, wie das Wesen der Störung der Impulskontrolle eben auch. Es gibt keinen verstandesmäßigen Kontrollmechanismus, der funktionieren würde."

„Ist dir der Zusammenhang der Erkrankung mit der Lebenssituation klar geworden?"

„Ja, endlich verstehe ich meine Verhaltensweisen. Ich fürchte aber, dass ich sie immer noch nicht verändern kann. Ich kann verstehen, aber nicht verändern."

„Das kann ich gut verstehen. Zunächst habe ich aber noch eine Frage an dich. Wie würdest du beschreiben, wie es dir gerade geht?"

„Ich fühle mich traurig und wütend. Ich bin so unendlich traurig."

„Kannst du vielleicht auch sagen, wer genau gerade so traurig ist? Du als Erwachsene oder doch eher die kleine Alexandra, die so ungerecht behandelt wurde?"

Nach kurzem Überlegen sagt sie: „Hm, es ist die kleine Alexandra, glaube ich."

„Was bräuchte die Kleine denn, um nicht mehr so traurig zu sein?"

„Sie bräuchte jemanden, der sie tröstet. Dann ginge es ihr besser."

„Du meinst jemanden, der weiß, wie sie sich fühlt, jemanden, der nachvollziehen kann, was sie bräuchte und gerne für sie da ist?"

„Ja, genau."

„Okay, wer kann denn das Gefühl der Kleinen am allerbesten nachempfinden? Jemand, der das Gleiche erlebt hat möglicherweise?"

„Das klingt logisch."

„Gut, dann geh du doch mal bitte zur kleinen Alexandra und sei für sie da. Was geschieht dann? Was möchtest du denn mit ihr machen?"

„Ich würde sie in den Arm nehmen wollen. Ganz liebevoll und aufrichtig."

„Dann mach das doch mal bitte und beschreibe mir, was geschieht."

„Ich habe sie jetzt im Arm. Ich halte sie fest. Oh, was geschieht mit mir?" Sie hält kurz inne und wirkt zutiefst berührt, bevor sie weitersprechen kann.

„Mir wird ganz warm ums Herz. Endlich kümmert man sich um mich. Endlich spüre ich diese Wärme in meinem Herzen, die mir so gefehlt hat. Es fühlt sich an, als würden Wunden verheilen - die Wunden des ungeliebt Seins in meiner Seele. Die Kleine schmiegt sich so sehr an mich, dass ich fast keine Luft mehr bekomme. Aber es fühlt sich jetzt irgendwie kompletter an, vollständiger. Ich verstehe es nicht so recht, es ist ein unbeschreibliches Gefühl gerade, was ist das nur?"

„Kann es sein, Alexandra, dass du in der Zeit des Schmerzes und der Einsamkeit einen Teil von dir verloren hast? Den Teil, der geliebt werden möchte und der selbst auch zu gerne lieben möchte? Vielleicht war es zu schmerzlich, diesen Teil in dir zu haben, wissend, dass er sein Bedürfnis nicht erfüllt bekommen wird. So ist es manchmal für Menschen leichter, einen Teil quasi abzuspalten, um sich selbst zu schützen."

„Oh ja, jetzt wo du das sagst, wird mir klar, dass gerade wieder etwas zusammengeführt wird. Es wächst wieder zusammen. Es kommt zusammen, was zusammen gehört und kann heilen. Und spannenderweise heilen beide. Die kleine und die große Alexandra. Und jetzt wird es seltsam... Die beiden verschmelzen miteinander. Sie sind frei. Endlich darf Liebe sein. Die Kleine lächelt dabei unbeschwert und findet Gefallen am Leben. Es ist nicht mehr so sinnlos."

Dann möchte ich wissen, was jetzt aus ihrer Trauer geworden ist – und aus der Wut, von der sie vorher sprach.

„Die Trauer ist weg. Ich spüre zwar noch, dass da Wunden sind, aber sie werden heilen, sie brauchen Zeit dazu. Diese Zeit habe ich und die gewähre ich auch gerne. Der Schmerz war so lange da, dass ich diese Heilungsphase sogar genießen kann. Und die Wut?... Ich muss kurz nachspüren... Sie ist noch da, aber es hat sich etwas verändert. Sie ist klar und nicht mehr diffus. Ich weiß jetzt, was nötig ist und was ich brauche. Mein Zorn richtet sich gegen Klaus."

„Und was möchtest du gerne tun, damit es besser wird?"

„Ich möchte so gerne mit ihm abrechnen. Das klingt jetzt vielleicht seltsam, aber ich glaube, ich muss jetzt so etwas wie eine Bilanz ziehen, um mein Geschäftsjahr, und damit meine ich meine Krankheit, abzuschließen. Das meine ich mit Abrechnung."

„Okay, wo möchtest du diese Abrechnung denn gerne vollziehen? Gibt es einen Platz, an dem du dich wohl oder sicher fühlst, der gut geeignet wäre?"

„Ja, da gibt es ein kleines Häuschen auf einem Spielplatz meiner Kindheit. Immer wenn ich traurig war, zog ich mich dorthin zurück. Dort war ich für mich. Keiner wollte etwas von mir. Niemand konnte mir etwas tun. Ich war in Sicherheit."

„Sehr gut, so einen Ort meinte ich. Du kannst Klaus' Unterbewusstsein jetzt hierher einladen, um mit ihm zu sprechen oder was auch immer."

„Sehr gerne..."

„Du wirst feststellen, dass er sehr bald da sein wird. Manche Menschen können die Eingeladenen sehen, manche fühlen sie und wieder andere nehmen eine Art Präsenz wahr. Wie ist es bei dir?", frage ich nach.

„Ich glaube, ich sehe ihn, gefühlt zumindest. Naja, irgendwie so eben, jedenfalls kommt er mir gerade recht. Nun können wir reden."

„Dann leg mal los."

„Du gemeiner Kerl. Du hast dich aufgespielt wie ein Vater, dabei warst du immer so ungerecht. Immer hast du mich bestraft und warst gemein zu mir. Die anderen durften alles, naja, zumindest viel mehr als ich."

So geht es einige Minuten weiter, bis sie sichtlich erleichtert zur Ruhe kommt.

„Geht es dir nun besser?", möchte ich wissen.

„Ja, es ist leichter geworden."

„Und? Was meinst du? Ist das genug oder benötigst du noch irgendetwas?"

Sie entgegnet mir: „Ich glaube, eines brauche ich noch. Ich muss mich distanzieren von ihm – von seiner Art und seiner Macht. Ich sage ihm noch, dass er keine Macht mehr über mich hat. Ich bin nun aus seiner Gewalt und seinem Einfluss entkommen. Ein für allemal. Gott sei Dank – ich bin erwachsen geworden, kein Kind mehr, mit dem er alles machen kann. Ich habe kurz überlegt, ob ich mit meinen Geschwistern wegen ihrer Feigheit noch etwas zu klären habe, aber ich habe gemerkt, dass ich damit durch bin. Wir haben ein gutes Verhältnis mittlerweile. Und Klaus muss ich nicht wiedersehen, wenn ich es nicht möchte."

„Das hast du sehr gut gemacht, Alexandra. Ist da noch etwas anderes? Mit deinen Eltern vielleicht?"

Wieder verstummt sie für einen Moment. Hier ist der emotionale Aspekt noch deutlich fühlbar.

„Ja. Meine Eltern. Stimmt."

„Was müsstest du mit denen noch tun, damit es dir besser gehen kann?"

Sie meint, dass auch hier eine Aussprache nötig sei. Sie müsse erfahren, warum sie weggegeben wurde und warum auf diese schmerzliche Art und Weise. Sie bittet ihre Eltern daraufhin in ihre Hütte, nachdem Klaus sie verlassen hat und beginnt mit einem tränenreichen Gespräch. Dabei erfährt sie von der ausweglosen Perspektive zweier Alkoholkranker, die nicht in der Lage waren, ihrer Verantwortung gerecht zu werden. Sie wussten damals keinen anderen Ausweg und hielten die Pflegeeltern für die geeignetste Lösungsidee. Nachdem Alexandra ihren Eltern alle Details ihrer Kindheit berichtet hat, brechen Vater und Mutter massiv in Tränen aus.

Die gesamte Gesprächsphase mit den Eltern ist außergewöhnlich intensiv und emotional, doch am Ende des Gespräches kann Alexandra ihren Eltern verzeihen. Sie beschreibt, dass dadurch der Druck Haare auszureißen deutlich geringer wird, aber sie ist sicher, dass es noch nicht vollständig aus ihrem Verhalten entfernt ist.
Ich frage sie, ob ich noch etwas für sie tun könne.

Darauf beschließen wir noch, eine Art Sicherheitstool zu installieren, das in der Lage wäre, ihr den unbemerkten Aspekt des Verhaltens zu nehmen. Und so schaffen wir einen inneren Helfer in ihr, der ihr in Gestalt eines Stoppschildes in den Sinn kommt, wenn sie

impulsartig Haare ausreißt, ohne es zu bemerken.
Alexandra sieht ihr Stoppschild auch heute noch manchmal, wenn sie Haare ausreist. Ihr Verhalten ist nicht vollständig verändert, aber sie beschreibt ganz deutlich diese immense Erleichterung in sich. Sie hat einen neuen Status der Lebensqualität erreicht, mit dem sie sich äußerst wohl und zufrieden fühlt.

Und somit möchte ich diese Geschichte abschließen. Der Klient ist der einzige, der den Behandlungserfolg einschätzen kann. Ich hätte mir gewünscht, dass sie ihr Verhalten komplett verändern könnte und keine Haare mehr ausreißen müsste, aber das wäre mein Wunsch und meine Perspektive. Sie ist vollkommen zufrieden, dass sie nur noch jedes gefühlte zwanzigste Mal ein Haar ausreißt. Diese Verbesserung ist so beeindruckend und führt zur vollsten Zufriedenheit. Etwas anderes kann ich nicht tun und dennoch ist die Klientin hier mehr als zufrieden.

In der nächsten Geschichte möchten wir erzählen, dass manchmal auch Dinge geschehen, die nicht zu erwarten sind.

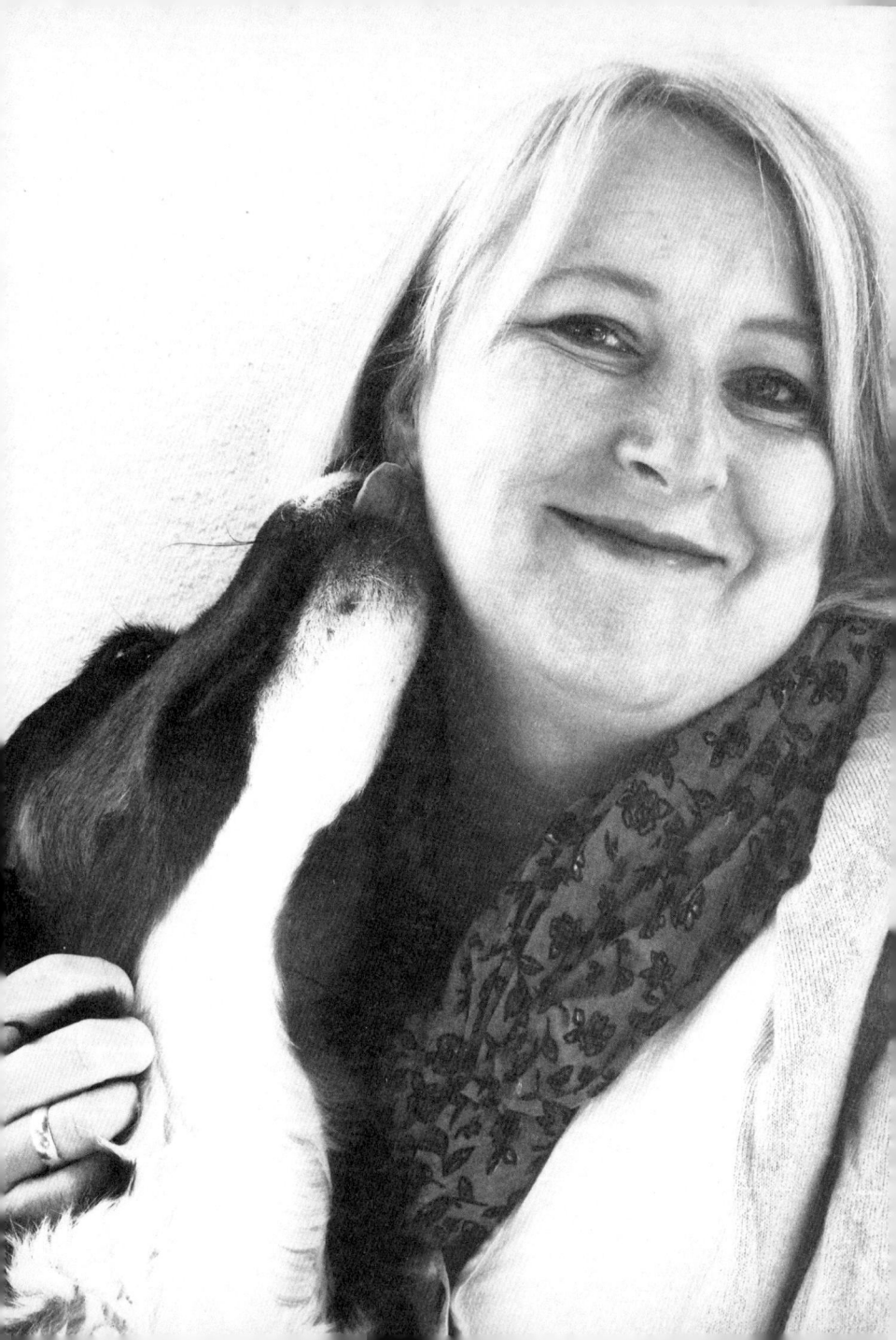

Kapitel 10

Barbara: Gewichtsreduktion, gut gelaufen und doch unzufrieden?

Ich, Heidi Maria, möchte euch in dieser Geschichte einen Fall vorstellen, der in Bilderbuchmanier ablief und dennoch in mir das Gefühl hinterließ, nicht optimal gewesen zu sein. Zunächst war ich unzufrieden mit dem Ergebnis, bis ich in der Supervision mit André eine neue Perspektive erhielt. Doch am besten beginne ich am Anfang zu erzählen.

Eine Ärztin aus der Umgebung ruft mich, Heidi Maria, an und bittet um einen Termin für eine ihrer Patientinnen. Sie könne medizinisch keine Ursachen für das Übergewicht von Barbara finden. Das Ernährungstagebuch, das Barbara sorgfältig geführt hat, habe über einen repräsentativen Zeitraum deutlich gezeigt, dass sich die Mittfünfzigerin sehr einseitig ernähre. Wir vereinbaren einen Termin. Vorher telefoniere ich noch mit Barbara persönlich, damit sie sich ein Bild unserer Arbeitsweise machen und ich einen Eindruck ihrer Situation erhalten kann.

Als Barbara zum Termin erscheint, erlebe ich eine forsche, freundliche Frau, Mitte Fünfzig, unauffällig gekleidet, die unter einem enormen Druck zu stehen scheint. In der Anamnese ergeben sich keine Kontraindikationen. Barbara ist zum dritten Mal verheiratet, hat zwei Kinder, ihre Eltern leben nicht mehr und zu ihren Geschwistern besteht kein Kontakt.

Ich schaue mir ihr Ernährungstagebuch genauer an: Schokolade, Chips und Cola am Abend, Kartoffeln und ansonsten Fleisch- oder Nudelgerichte. Kein Obst, kein Gemüse. Ich frage Barbara, wie ihre Motivation ist, Gewicht zu verlieren. Sie sei hochmotiviert, weiß aber gar nicht, wie sie es schaffen soll, abzunehmen, sie habe schon alles versucht. Ich lasse sie von ihren vielen Versuchen unterschiedlichster Natur erzählen. Sie erzählt in einer rasanten Geschwindigkeit. Mein Eindruck verstärkt sich weiter, dass sie „das hier" einfach nur „hinter sich bringen will" und abhaken kann. Ich warte einmal ab.

„Barbara, haben Sie eine Idee, woran es liegen könnte, dass Sie in den letzten Jahren noch so viel mehr zugenommen haben?"

„Wir essen halt gut und viel..." Kurze und knappe Antwort.

„Ja, mir ist aufgefallen, dass in ihrem Ernährungstagebuch kein Gemüse auf den Teller kommt, außer Kartoffeln..."

„Das stimmt. Ich kann einfach kein Gemüse essen. Mir wird sofort schlecht. Es widert mich förmlich an."

Ich hake noch einmal nach: „Kein Gemüse? Keine Karotten, Salat oder Ähnliches?"

„Nein. Allein schon beim Gedanken daran bekomme ich gleich dieses Gefühl, mich übergeben zu müssen."

Ich belasse es dabei, merke mir aber dieses Gefühl, damit wir in der Hypnose-Einheit nochmal darauf zurückkommen und gehe auf ihre Hypnose-Erwartungen ein. Barbara erzählt mir, dass sie hier ist, weil ihre Ärztin sie geschickt hat. Sie hat mit Hypnose gar keine Erfahrungen, aber sie glaubt, sie sei nicht hypnotisierbar. Gutes Stichwort, um sie mit den Convincern bekannt zu machen. Die magnetischen Finger klappen bei ihr gut, wenn auch ich das Gefühl habe, dass sie sich noch nicht sicher fühlt, eher wie in einer Show, in der es ihr unangenehm ist, vorne zu stehen. Die Drehübung. Auch hier macht sie das, was ich ihr sage, dennoch spüre ich, dass sie auch hier noch nicht richtig eintaucht. Sie kann sich beim zweiten Versuch nicht weiter drehen. Ich spüre in mich hinein und nehme meine Gedanken und Eindrücke wahr: starkes Abwehrverhalten, vielleicht etwas bockig, wie bei einem Kind. Sie macht zwar, worum ich sie bitte, lässt aber das zu erwartende, gute Ergebnis nicht zu. Spannend. Diese Sitzung wird meine Herausforderung. Während ich sie bitte, es sich auf der Liege bequem zu machen, sammle ich mich, verscheuche alle Gedanken, die nichts mit Barbara zu tun haben und konzentriere mich voll und ganz auf sie und mich. Ich leite sie mit einer Entspannungsinduktion ein. Mit jedem Wort, das ich sage, sehe ich, wie ihr Körper sich mehr und mehr entspannt. Ihre Gesichtszüge werden weicher, die Finger und Hände entkrampfen. Ihr Atem wird ruhiger, sie seufzt manchmal. Nach einer guten Viertelstunde frage ich sie, wie sie sich fühlt. Sie meint, ihr gehe es gut.

„Barbara, erzählen Sie mir von einer schönen Situation in Ihrem Leben."

Ohne zu zögern fängt Barbara an, mir von der Geburt ihres ersten Sohnes zu berichten. Die geschlossenen Augen rollen hin und her. Sie beschreibt mir die Situation genau, wie das Wetter war und wie der Kreißsaal damals aussah. Sie lächelt beseelt, als sie davon erzählt, wie Lukas in ihrem Arm lag, so klein.

Sie wusste, jetzt war alles gut.

Alles gut, höre ich sie sagen.

„Barbara, Sie spüren dieses Glück ganz tief in Ihnen, ist das richtig?"

„Ja, es ist unbeschreiblich. Wie ein Leuchten, das mich voll und ganz erfüllt."

„Wunderbar. Dann machen Sie dieses Leuchten einmal richtig groß. Vielleicht so groß, dass es über Ihren ganzen Körper hinaus scheint."

Ich lasse ihr etwas Zeit.

Dann verankere ich ihr Glück in Daumen und Zeigefinger, damit sie jederzeit wieder ganz einfach in das Gefühl eintauchen kann, wann immer sie es möchte.

„Barbara, bitte erzählen Sie mir noch einmal, warum sie heute hier sind."

„Ich will abnehmen. Meine Ärztin sagt, Hypnose könne mir helfen."

„Glauben Sie das auch?"

„Ja, sonst wäre ich heute nicht hier..."

Ihre Worte fühlen sich anklagend an, fast wie ein Angriff. Trotz ihres entspannten Zustandes nehme ich Wut bei ihr wahr. Ich wechsle das Thema.

„Schön, einmal auf nichts achten zu müssen, oder?"

„Ja, das tut gut."

„Ja, einmal nichts kontrollieren zu müssen..."

„Hmm..."

„Barbara, müssen Sie wachsam sein und kontrollieren?"

„Ja, immer!"

„Immer?"

„Ja."

„Sie sagten gerade ‚jetzt wird alles gut'. Was meinen Sie damit?"

„Ich kann endlich weg von zu Hause."

„Okay... möchten Sie mir davon erzählen? Glauben Sie, dass es wichtig ist für unser Thema?"

Barbara überlegt kurz. Sie antwortet wieder heftig, beinahe aggressiv. „Wer weiß das schon."

Da ist es wieder. Bumm. Ihre Antworten sind hart und so kompromisslos. Fast zynisch. Das steht in völligem Kontrast zu dem freundlichen Eindruck anfangs. Ich nehme wahr, wie in mir ein Bild entsteht, ein brodelnder Vulkan, der kurz davor ist, alles Lebendige um ihn herum mit heißer Lava zu überdecken. Mit Feingefühl taste ich mich vorsichtig an sie heran: „Barbara, wenn Sie antworten, dann habe ich das Gefühl, dass in Ihnen etwas ganz arg brodelt. Es fühlt sich an, als ob Sie richtig wütend sind. Was meinen Sie, liege ich richtig?"

Barbara lacht kurz auf. „Ja, das trifft es wohl."

„Erzählen Sie es mir genauer, wie fühlt es sich für Sie an?"

„Ich bin so unendlich wütend! Ich könnte platzen! Aber ich weiß nicht warum!"

„Haben Sie das Gefühl nur jetzt gerade? Oder gibt es andere Situationen, die Sie wütend gemacht haben oder in denen Sie wütend waren?"

„Jetzt gerade ganz besonders. Nein, hier ist eigentlich alles gut, vielleicht bin ich deshalb gerade wütend. Nach außen ist alles gut und innen fühlt sich alles falsch an!"

„Gehen Sie einmal zurück, wann Sie dieses Gefühl zuletzt hatten."

Ich will herausbekommen, ob wir Situationen ausfindig machen können, ob es eine Art „roten Faden", eine Art Gemeinsamkeit gibt in den Situationen, in denen sie die Wut maximal spürt.

„Zuletzt... Eigentlich ist die Wut immer da. Ich kann sie halt oft ganz gut kontrollieren. Richtig platzen könnte ich in Situationen, in denen ich etwas machen soll und dann auch mache, was ich eigentlich gar nicht will!"

„Können Sie mir ein Beispiel nennen?"

„Mein Mann ist der beste Mann der Welt. Ich bin sehr glücklich mit ihm. In meinen Ehen davor, solange ich unkompliziert war und zu allem ‚ja und amen' sagte, war alles gut. Und wenn ich mich einmal für das eingesetzt habe, was ich will, dann war Schluss mit lustig. Dann gab es Streit und ich war schuld daran."

„Verstehe ich Sie also richtig, dass es Sie wütend macht, wenn andere über Sie bestimmen? Inwieweit haben Sie das Gefühl, sich wehren zu können?"

„Ja, das stimmt. Wehren? Das habe ich schon aufgegeben." Sie klingt völlig resigniert.

Ich merke, dass wir uns gerade weit vom eigentlichen Auftrag, nämlich dem Grund für ihr Übergewicht auf die Schliche zu kommen, entfernen. Oder vielleicht doch nicht?

„Ich verstehe... War das bei der Ärztin genauso, die ja noch in Ihrem Beisein den Termin für Sie gemacht hat?"

Barbara zögert, gibt dann aber zu: „Ja. Irgendwie schon."

„Sind Sie deshalb auch hier wütend?"

„Ja. Aber nicht auf Sie! Eher auf die Situation!"

„Auch für den Fall, dass ich falsch liege: Könnte es sein, dass Sie wütend auf sich selbst sind? Vielleicht weil Sie sich nicht genug für Ihre Bedürfnisse eingesetzt haben?"

Barbara fängt an zu weinen. Sie schluchzt auf einmal heftig.

„Ja, das ist so. Das ist immer so."

Jetzt sind wir beide endlich in echtem Kontakt. Das Eis ist geschmolzen. Sie ist im Gefühl angekommen. Und das ist sehr wichtig. Bei manchen Menschen mit besonders schweren Schicksalen oder Angsterkrankungen ist es so, dass sie ihre „Geschichte" herunterrattern, da sie glauben, es gehe um den reinen Informationsgehalt. Das macht unsere Sitzung nicht erfolgreich. Das wird sie erst dann, wenn die Informationen mit Emotionen beladen sind. Dann haben wir eine Chance, zur Ursache des Leidens oder zu einem anderen wichtigen Lebensthema zu gelangen. Zurück zu Barbara.

„Wollen wir uns gemeinsam dieses Thema einmal anschauen? Ich bin bei Ihnen, es kann Ihnen nichts passieren. Wenn Sie möchten, übernehme ich für Sie nun einen Teil Ihrer Kontrolle und gebe sie Ihnen am Ende der Sitzung wieder zurück. Wie fühlt sich das für Sie an?"

„Das fühlt sich gut an. Das Thema belastet mich so sehr. Es lastet richtig schwer auf meinem Körper."

„Barbara, darf ich Sie während der Sitzung mit Du ansprechen?"

„Gerne".

„Dankeschön. Bitte beschreibe mir einmal genau, wo sich in deinem Körper diese Schwere zeigt."

Barbara spürt in sich hinein. „Einfach überall! Mein ganzer Körper ist dieser Last ausgesetzt."

Auf einmal erhellt sich ihr Gesicht. „Spannend. Kein Wunder, dass ich Übergewicht habe."

Ich lächle. Ich glaube zwar zu wissen, was sie meint, lasse es mir dennoch von ihr genauer erklären.

„Wer kann eine Last tragen? Nur jemand, der stark genug ist! Ein Lastenregal wiegt auch mehr als eins, das nur ein paar Teller tragen muss... Ich bin wie ein Lastenregal. Robust gebaut. Und deshalb stärke ich meinen Körper immer mehr, damit er das alles weiter tragen kann. Und werde noch schwerer und er muss noch mehr tragen... Das ist ja ein Teufelskreis!"

Ihr Gesicht verfinstert sich wieder. Die scheinbare Erkenntnis ist von einer Hoffnungslosigkeit überschattet.

Ich lobe sie für ihre Erkenntnis und beruhige sie, dass wir nun eine ganzen Schritt weitergekommen sind.

„Ehrlich? Echt?"

Mit einem Lächeln in der Stimme bitte ich sie, sich noch einmal auf ihre Wut und Resignation zu konzentrieren. Als sie das Gefühl wieder stark in sich fühlen kann, fordere ich sie auf, zu der Situation zurückzugehen, als sie dieses Gefühl das erste Mal hatte.

Sie erzählt von einer Situation aus ihrer Kindheit.

Sie sitzt mit ihrem Bruder und der kleinen Schwester am Esstisch. Es ist Mittagszeit. Die Kinder bekommen Essen. Kartoffeln, Karotten und Erbsen und eine Frikadelle. Barbara ist gerade vier Jahre alt. Sie isst gerne. Ihr Bruder, der schon elf ist, will immer ihr Essen vom Teller stehlen. Sie weint und schreit ihn an, dass sie es nicht möchte. Er sagt ihr, dass Barbara das Essen nicht essen darf, vor allem nicht das Gemüse, es sei vergiftet.

In der Metaebene schaut Barbara von außen auf die Situation und kann nicht fassen, dass ihr Bruder auch dafür verantwortlich ist. Sie wird nun richtig wütend, ihre Hände ballen sich zu Fäusten, ihr ganzer Körper wirkt maximal angespannt. Scheinbar hat sie die Metaebene wieder verlassen und die Erinnerungen aus dem Unterbewusstsein sind präsent.

„Diese Drecksau...", höre ich sie flüstern. Harte Worte einer sonst so kontrollierten Frau.

„Barbara, was ist los? Du wirkst emotional sehr aufgebracht?!" Sie schweigt. Ich sehe, wie sehr sie nach Worten ringt.

„Hey, ist alles okay mit dir? Du weißt, wenn die Situation zu intensiv werden sollte, können wir sofort reagieren. Du musst hier überhaupt nichts aushalten oder jemandem etwas beweisen." Sie nickt und atmet schwer.

„Barbara, kann es sein, dass dein Bruder häufiger gemein zu dir war?" Wieder Nicken.

„Magst du erzählen, was passiert ist?" Sie nickt erneut und dann erzählt sie unter heftigem Schluchzen, dass ihr Bruder sie im Alter von neun Jahren anfing zu missbrauchen. Sie fühlte sich damals wie erstarrt und wehrlos. Sie weint. Als sie sich etwas beruhigt, frage ich sie: „Du fühlst dich hilflos, wehrlos, sagst du. Wenn du dir einmal dein Leben im Hier und Jetzt anschaust, entdeckst du Parallelen?" Sie lacht jetzt höhnisch auf. „Ja, so wehrlos, wie ich mit mir machen lasse, was andere wollen..." Ich schweige und beobachte nur ihre Augäpfel, die sich wild hin- und herbewegen. Sie braucht Zeit. Die haben wir.

„Nicht nur das... Daher kommt auch meine Resignation und meine Wut, die immer irgendwie da ist... Ich wusste bis gerade nur nicht warum! Jetzt weiß ich es!"

„Spannend, oder? Wie bist du bislang mit diesem Schicksal umgegangen? Ich kann mir vorstellen, dass es nicht leicht für dich ist oder war, dich jemandem anzuvertrauen, oder?"

„Nein. Vergessen habe ich nie, nur versucht, nicht mehr daran zu denken... Aber es brodelt wie ein Vulkan in mir, der kurz vor dem Ausbruch ist..." Jetzt muss ich ein wenig Schmunzeln. Der Vulkan. Das kommt mir irgendwie seltsam bekannt vor. Ist das nicht herrlich mit der Intuition? Sie ist überall, wenn wir sie zulassen und bereit sind wahrzunehmen. Sie erzählt weiter.

„Meinem jetzigen Mann habe ich es erzählt. Den anderen nie. Ich konnte nicht."

„Du hast am Anfang der Sitzung gesagt, du seist immer schuld an allem, ist das so?" Ich bitte sie, wenn es ihr möglich ist, noch einmal in die Missbrauchssituation mit ihrem Bruder zu gehen und dabei in die Metaebene zu wechseln.

„Barbara, was nimmst du wahr?"

Erstaunlich gelassen, fast neugierig beginnt sie, ihre Eindrücke zu schildern:

„Sie sieht hübsch aus. Ich kann mich gut an dieses Kleid mit den orangenen Blumen erinnern. Sie kann nichts dafür. Sie ist einfach ein kleines Mädchen."

„Was glaubst du, braucht die Kleine jetzt?" Die Antwort kommt prompt.

„Jemanden, der sie rettet."

„Wer kann das sein? Die Eltern vielleicht? Großeltern?"

„Nein, die Mutter weiß, was passiert, sie macht nichts. Carsten ist ihr ein und alles." Sie verzieht angewidert das Gesicht.

„Wie wäre es, wenn es jemand wäre, der genau weiß, wie es ihr geht, der sie versteht? Du vielleicht!"

Barbara geht zu ihrem Kindheits-Ich und nimmt die Kleine in den Arm und tröstet sie hingebungsvoll. Sie erzählt von den Kindern, die sie mal haben wird und ihrem eigentlich glücklichen Leben und ermuntert sie, stark zu sein.

„Stark sein... Wieder so ein spannendes Wort. Kommt dir das nicht auch bekannt vor?", frage ich.

Jetzt lacht sie amüsiert auf. „Ja klar! Ich musste stark sein, ich war stark und bin es immer noch! Mein Übergewicht!" Sichtlich amüsiert von dieser Erkenntnis schüttelt sie mit geschlossenen, verweinten Augen den Kopf. „Wie logisch das alles ist, oder? Auch das mit dem Gemüse! Von wegen ich mag es nicht!"

„Hast du Lust auf ein Experiment?" Sie nickt und ich bitte sie, sich vorzustellen - wobei ich ihre Worte zu Beginn der Sitzung noch deutlich vernehme, dass ihr allein bei der Vorstellung, Gemüse zu essen so schlecht wird, dass sie sich übergeben könnte -, wie sie mit Lust Karotten für sich und ihren Mann zubereitet. Und nicht zuletzt, wie sie mit ihm zu Mittag mit Appetit Karotten isst. Zu ihrem eigenen Erstaunen ist die Vorstellung gar kein Problem für sie. Ganz im Gegenteil, sie habe große Lust, welche zu kaufen und es auszuprobieren. Sie ist richtig neugierig, wie sie schmecken! Ich freue mich mit ihr.

Wir machen mit der Sitzung noch weiter und bringen einige Prozesse wie ein imaginäres Gespräch mit dem Bruder und den Eltern noch zu Ende.

Im Nachgespräch ist Barbaras Gesicht ein komplett anderes. Sie wiederholt, wie logisch alles auf einmal für sie sei:

Die erste Ehe war ihre Rettung vor ihrem Bruder Carsten. Hauptsache weg von ihm. Alles wird gut, als sie endlich ihr eigenes Kind hat, ihre Familie, ihren Zufluchtsort, wo sie Liebe erfahren konnte. Auch, dass sie immer dicker wurde, erklärt sie sich damit, alles immer in sich hineingefressen zu haben, weil sie stark sein musste. Sonst wäre sie vielleicht unter ihrem Kummer eingeknickt.

„Wie fühlen Sie sich jetzt?"

„Hm." Barbara überlegt kurz. Dann antwortet sie mit einem strahlenden Lächeln: „Frei. Einfach frei. Ich habe mir so oft die

Schuld an meinem Leid gegeben und mich selbst dafür bestraft. Aber ich habe nichts gemacht."

„Ja, Sie waren ein kindliches Opfer, oder?"

„Ja, der Täter war ein anderer, auch wenn das alle verschwiegen haben."

„Ich bin ganz schön stolz auf Sie, Barbara! Sie haben das alles ganz wunderbar gemacht. Vielen Dank, dass Sie heute hier Ihre Erfahrungen mit mir geteilt haben."

Wir verabschieden uns.

Drei Wochen später kommt Barbara kurz in die Praxis und berichtet freudestrahlend, sie habe Karotten gegessen! Nur Gewicht zu verlieren habe noch nicht geklappt. Ich bin irgendwie enttäuscht. Es war so eine wunderbare Sitzung! Wir haben so viel „geschafft". Sie hat aber nicht abgenommen!

„Wie auch?", fragt mein Mann André mich in unserer Supervision. „Ihr habt ja gar nicht daran gearbeitet! Ihr habt zwar die Ursache gefunden und die Beziehung hergestellt, doch eines habt ihr scheinbar nicht berücksichtigt: Ihr hättet vielleicht noch erwähnen müssen, wie sich die Erkenntnis auswirken soll. Also Verstehen des Fehlverhaltens, Änderung des Verhaltens durch gesündere Ernährung und dann erst kann Gewicht verloren werden, weil die Notwendigkeit der Stärke und der Abwehr nicht mehr gegeben ist. Vermutlich wäre ein Satz, wie ‚Nun fällt es dir ganz leicht, nach all den Erkenntnissen, dein Wunschgewicht zu erreichen und zu halten' ausreichend gewesen."

Jetzt schlage ich mir mit meiner Hand vor die Stirn, als mich die Erkenntnis ziemlich kalt erwischt und lächle ihm entgegen: „Nee, ist klar!"

Manchmal sind es einfach auch nur Kleinigkeiten mit großen Auswirkungen.

Für einen kurzen Augenblick habe ich an mir gezweifelt und den Erfolg der Sitzung infrage gestellt. Doch dann wurde mir klar, dass es entweder tatsächlich vergessen wurde oder aber möglicherweise auch die führende Intuition war, die der Klientin mehr Zeit gewähren wollte, damit sich die Schritte nicht so riesengroß anfühlen, um sie auch nicht zu überfordern.

Ich spürte in Andrés Impulse hinein und stellte fest, dass meine eigenen Formulierungen gegen Ende der Behandlung wie „Wenn du jetzt weißt, wo deine Abneigung gegen Gemüse herkommt oder dein Übergewicht... Fehlt dir noch etwas, damit du jetzt gesund und einfach abnehmen kannst?", zukünftig den Erfolg komplettieren werden. Barbaras Antwort wäre wahrscheinlich „nein" gewesen. Und wenn sie doch noch etwas gebraucht hätte, wäre die Marschroute für die nächsten Schritte klar geworden.

Zusammenfassend macht mir diese Geschichte auch klar, dass es keinen Sinn macht, an sich selbst zu zweifeln und zu resignieren. Wir haben aus solchen Momenten gelernt, immer reflektiert zu sein und zu überprüfen, ob unsere eigene Bewertung uns selbst gegenüber produktiv ist, oder ob wir uns aus dem Vorgegebenen nicht einfach den passendsten Weg produzieren wollen, um Zeit und Energie zu sparen.

Spannend an dem Fall war auch die enorme Abwehrhaltung der Klientin, die einen Rapport maßgeblich erschwert hat. Hier sensibel zu sein und ganz feine Fäden des Vertrauens zu spinnen, ist eine große Herausforderung.

Menschen, die traumatische Erfahrungen gemacht haben, die sich in Unsicherheit, übertriebener Selbstdarstellung, zu dominantem oder aber auch zu ängstlichem Auftreten äußern, geben ungern ihre Kontrolle auf und können sich nicht fallen lassen. Ihr Vertrauen zu sich selbst, in die Beziehung zu anderen Menschen, in ihren eigenen Körper oder in die Umwelt allgemein ist zerstört, zumindest vorübergehend. Diese Tatsache führt in einen Abwehrmechanismus, also eine Überlebensstrategie. Mehr noch: eine funktionierende Überlebensstrategie. Was geschieht denn jetzt gerade in unserer Patienten-Therapeutenbeziehung? Barbara möchte abnehmen und, um das zu erreichen, müsste sie jetzt mit jemandem zusammenarbeiten, also auch jemandem vertrauen. Und dann greift der Abwehrmechanismus. Wir befinden uns in einem Teufelskreis.

Klingt fatal, oder?

Ist es aber eigentlich gar nicht. Wir sollten uns mal das absolute Wohlbefinden von Barbara ansehen. In dem Augenblick, wenn ich sie zwingen würde oder sie massiv dazu bewegen wollte, mir zu vertrauen, würde ich gegen ihren Abwehrmechanismus arbeiten. Im schlimmsten Fall ginge eine momentan funktionierende Strategie kaputt.

Dies bedeutet Leere und Haltlosigkeit. Solange Barbara in ihrem Innersten nicht soweit ist, freiwillig zu vertrauen und mit mir zum Beispiel gemeinsam zu arbeiten, werden die paar überflüssigen Pfunde das geringere Übel darstellen. Das heißt, Barbara verteidigt gerade ein funktionierendes System, ohne es zu bemerken. Wichtig hierbei ist zu wissen, dass nichts davon bewusst oder gar absichtlich geschieht. Es ist einfach solange so, bis entweder der Leidensdruck größer als die Angst vor Vertrauensmissbrauch ist oder aber das Vertrauen größer als der Abwehrmechanismus - das unbewusste Programm oder Muster, niemandem vertrauen zu dürfen.

Therapeuten empfinden eine Stagnation an solch einer Stelle oft als persönliche Niederlage oder Misserfolg. Ich sehe das mittlerweile völlig anders. Vielleicht ist der Abwehrmechanismus einfach zurzeit noch zu stark, oder aber, was noch viel bedeutsamer ist, noch viel zu wichtig. Er sichert das „Überleben und das Zurechtfinden in der aktuellen Lebenssituation". Man könnte sogar sagen, dass ein erzwungener Therapieerfolg eine größere Katastrophe verursacht, als es der eigentliche Therapiegrund jemals dargestellt hätte. Schaut noch einmal genau hin und verbindet wieder die Worte miteinander: Die Abwehr, die sie aufgrund fehlenden Vertrauens, also aufgrund von Misstrauen aufgebaut hat, übernimmt die Funktion des Schutzes, weil sie sich nicht aktiv „wehren" kann. Wenn wir jetzt massiv gegen ihren Abwehrmechanismus angegangen wären, hätten wir vielleicht etwas gemacht, was sie nicht wollte. Genau das Muster, das durch die Erfahrungen des Missbrauchs entstanden ist, hätten wir bedient! Wieder wäre sie zu etwas „gezwungen" worden, wieder wären ihre Grenzen überschritten worden, wieder hätte sie sich nicht wehren können, wieder wäre es eine Person gewesen, der „man" eigentlich vertraut. Vielleicht hätte Barbara abgenommen. Vielleicht wäre sie auch ganz massiv re-traumatisiert worden.

Das ist ein weiterer Grund, warum wir IntuTrance schaffen mussten. Mit erkenntnisorientiertem Arbeiten besteht dieses Risiko einfach nicht. IntuTrance-Hypnose würde niemals mit aller Macht versuchen, Abwehrmechanismen auszuhebeln, um das kurzfristige Ziel (Gewichtsreduktion) zu erreichen - nicht auf Kosten des Großen und Ganzen. Unsere Art der vertrauensvollen Augenhöhe ermöglicht uns, dass wir erst so viele Ressourcen etablieren können, bis ein Abwehrmechanismus überflüssig geworden ist und von Klienten eigeninitiativ losgelassen werden möchte.
Wenn wir aus einer übergeordneten Autoritätsposition heraus geborgtes Wissen einsetzen oder verpflanzen wollten, besteht exakt diese angesprochene Gefahr. Wir sprechen hier von rein suggestivem Vorgehen, das sich nur auf den Gewichtsaspekt oder das Symptom im Allgemeinen bezieht.

Wir möchten an dieser Stelle die Kollegen aber auch keinesfalls verurteilen, die so arbeiten. Wir sind sicher, sie wollen das Allerbeste für ihre Klienten erreichen und haben einfach bislang noch keine Notwendigkeit, ihre Perspektive so anzupassen und zu überdenken. Denn scheinbar funktioniert es ja erstmal. Mit wachsender Erfahrung und ständiger Selbstreflexion stellen sich aber immer wieder solche Fragen. Und so möchten wir nichts weiter, als zum Nachdenken anregen, ob es sein könnte, dass wir mit IntuTrance recht haben.

Interessant ist an diesem Fall auch, dass wir zu keiner Zeit „Angst" haben müssen, als IntuTrance-Therapeuten einer solchen Situation nicht gewachsen zu sein. Wir haben bei der Schilderung auf einige Details des Falls verzichtet, weil sie auch beim Lesen für den einen oder anderen schwer auszuhalten wären. Ich konnte zu jeder Zeit Barbara geschützt und sicher durch ihre wiedererlebten Erinnerungen führen, immer in der Lage, ihre Aufmerksamkeit zum Beispiel durch den Einsatz des Fingerankers oder andere Interventionstechniken sicher auf einen konfliktfreien Prozess umzuleiten, ohne dass hier etwas „abgebrochen" hätte werden müssen, was eventuell noch nicht fertig war.

Eine wichtige Anmerkung haben wir noch für uns Therapeuten zum Thema Misserfolg. Wir müssen uns darüber im Klaren sein, dass auch eine „einfache Gewichtreduktionsbehandlung" eine psychotherapeutische Intervention ist.
Selten sind Menschen einfach grundlos nur zu dick. Meist steht ein seelisches oder psychisches Problem als Ursache für das essspezifische Fehlverhalten im Raum. Was möchte ich damit sagen?
Wir finden es wichtig, dass wir in unseren IntuTrance-Ausbildungen darauf hinweisen, wie existenziell die zugrunde liegenden Konflikte sein können. Daher halten wir es für äußerst bedenklich, angehen-

den Hypnotiseuren den Eindruck zu vermitteln, sie könnten solche Probleme durch simples Verlesen von fertigen Suggestionstexten behandeln, am besten noch nach einem Wochenendseminar.

Wir sagen, dass kompetente Hypnosetherapie viel mehr darstellt, als nur die simple Reproduktion fertiger Konzepte und die Fähigkeit unfallfreien Vorlesens.

Spaß beiseite. Wir möchten unsere These hier natürlich noch mithilfe eines Beispiels ein wenig spezifizieren.

Stelle dir einmal vor, in deinem Auto leuchtet das Motorlämpchen. Das ist wie die Meldung deiner Waage „Achtung Gewichtsproblem".

Jetzt gehst du zum Therapeuten oder in die Kfz-Werkstatt und schilderst dein Problem. Wenn wir davon ausgehen, dass es einen tieferliegenden Grund für das Übergewicht gibt als „Schokolade ist lecker", dann sollte deutlich werden, wie begrenzt das Vorgehen ist, wenn wir versuchten, dem Klienten Schokolade aus- oder Karotten einzureden. In unserem Autobeispiel wäre das ähnlich sinnvoll, als ob der Kfz-Mechaniker zu dir sagen würde: „Kein Problem, das haben wir gleich." Darauf setzt er sich in dein Auto und verklebt die Warnlampe mit schwarzem Klebeband. „Repariert! Jetzt blendet nichts mehr."

Wir möchten für unsere Klienten andere Lösungen erarbeiten und nicht einfach nur Defekte solange bedecken, bis einem der Motor um die Ohren fliegt.

Das heißt, dass die von uns initiierten Lösungen meist ein bis zwei Etagen tiefer liegen werden.

Es kommt sogar zu Situationen, in denen das eigentliche Symptom erst verzögert nachlässt oder verschwindet. Dies sieht dann folgendermaßen aus: Der Klient schildert in der Nachkontrolle, dass ihm gewichtsmäßig noch nichts aufgefallen sei. „Irgendwie scheint es nicht zu klappen."

Auf die Frage „Wie geht es ihnen?" folgt dann meist eine umfassende Berichterstattung von veränderten Situationen, geführten Gesprächen oder gelösten Konflikten– welch ein Zufall! Der eigentliche Gewichtsaspekt kann erst später einsetzen, wenn der Klient sich wieder nachhaltig wohlfühlt und die neuen Strategien greifen. Bedauerlich, dass man das manchmal nicht mehr mit der Behandlung in Zusammenhang bringt. Ist das nicht beeindruckend? So nachhaltig und echt können die Erkenntnisse und Veränderungen sein, dass der Klient sie als völlig normal wahrnimmt. Wir würden sagen, das ist auch perfekt gelaufen.

Ein Beispiel für suggestives Vorgehen beschreibe ich, André, nun in der kommenden Geschichte.

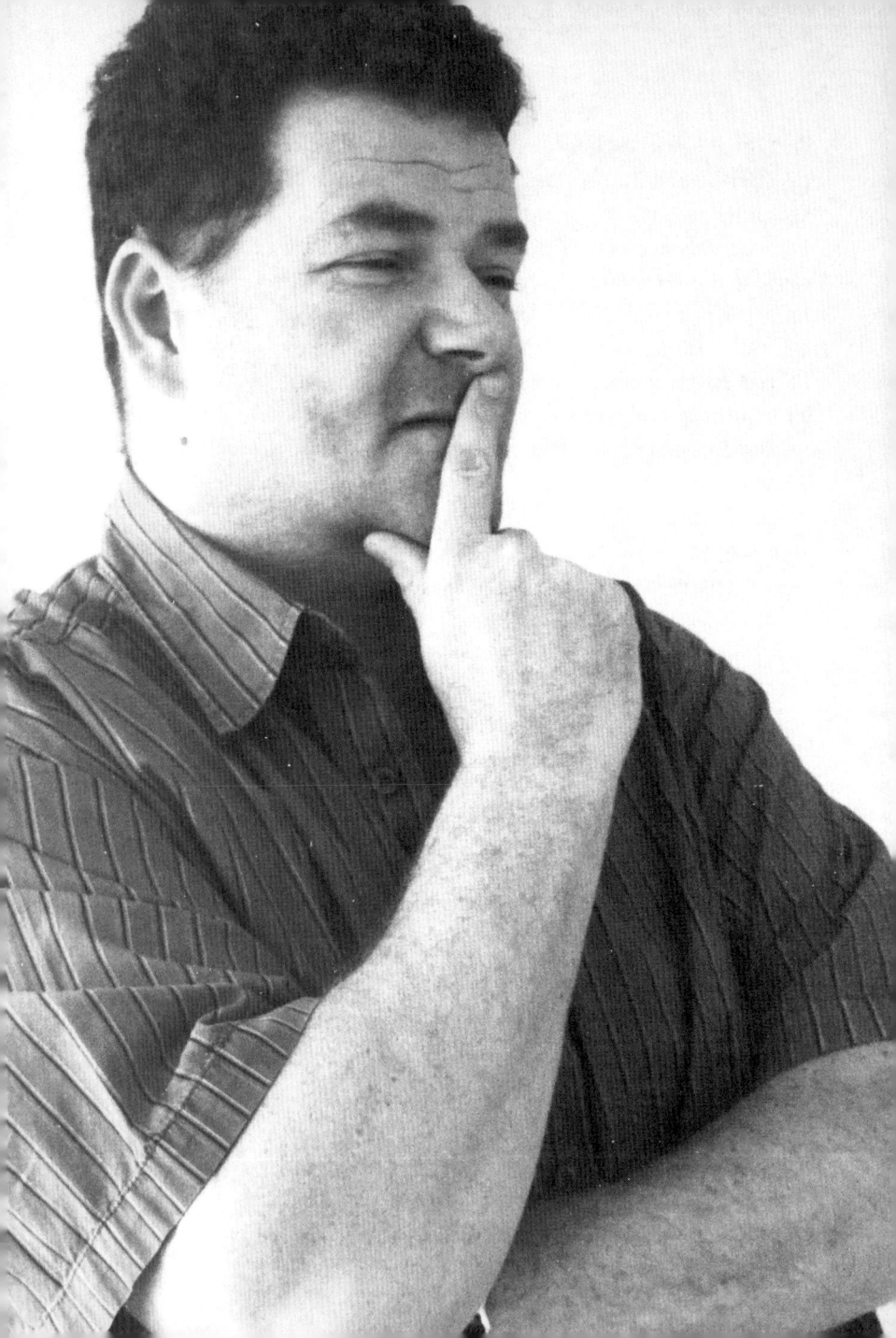

Kapitel 11
Natalie: Das Zitroneneissorbet

Natalie, 28 Jahre, kommt in die Praxis zur Gewichtsreduktion. Wir besprechen bei einer ausführlichen Anamnese die möglichen Vorgehensweisen. Natalie lebt seit 15 Jahren in Deutschland, ist gut integriert und eigentlich sehr zufrieden mit ihrem Leben. Wenn nur dieses Gewichtsproblem nicht wäre. Nach meiner persönlichen Einschätzung wäre alles noch in einem gesunden Normbereich zu sehen, es geht um den Verlust von vielleicht fünf bis zehn Kilogramm.

Natalie, die aus Kasachstan stammt, war mittlerweile mit einem Deutschen glücklich verheiratet und Mutter einer wundervollen kleinen Tochter im Alter von drei Jahren. Ich erkläre Natalie den Vorteil analytischer Vorgehensweisen und beschreibe das bevorstehende Prozedere.

Natalie hingegen meint, dass sie genug schlimme Dinge erlebt habe und lieber den einfacheren, lediglich symptombezogenen Pfad bevorzugen würde.

Ich solle versuchen, tiefgreifende Analysen zu vermeiden.

Selbstverständlich komme ich dem Wunsch der Klientin nach, denn wer weiß, wofür wir diesen Umweg möglicherweise brauchen.

Wenn ich eines ganz sicher weiß, dann ist es, dass die Behandlungsgeschwindigkeit immer vom schwächsten Glied in einer Kette abhängig ist und das ist nun einmal der Klient. Seine Schrittlänge ist die, die für beide gelten muss. Der Therapeut würde in seiner eigenen Geschwindigkeit den Klienten überfordern und schöne Erkenntnisprozesse möglicherweise zerstören.

Ich leite Natalie in eine mittlere Trancetiefe ein, um mich in Trance mit ihr näher über ihr Essverhalten zu unterhalten.

Bereitwillig erzählt sie mir von ihren Gewohnheiten und ihren Lebensumständen. Sie berichtet, dass ihr geliebter Gatte oft und lange auf Geschäftsreise ist, während sie zu Hause ihren Aufgaben als liebende Mutter gerecht zu werden versucht. Sie beschreibt, dass sie ihn vermisst und der Alltag schon sehr anspruchsvoll für sie ist. Schließlich berichtet sie mir von einer ihrer größten Ressourcen, Zitroneneissorbet. Gerne und ausgiebig konsumiert sie diese Köstlichkeit, ungeachtet etwaiger Tages- oder Nachtzeiten.

Ich folge ihrem Wunsch und wir versuchen, ihrem Unterbewusstsein mittels Suggestion ein neues Essverhalten einzugeben: gesunde Nahrung, in Maßen genossen, bewusste Ernährung, bewusstes Einkaufen im Supermarkt, einen Stoffwechsel, der die neue Nahrung gut verarbeiten und verwerten kann.

Nach unserer Stunde bedankt sie sich und vereinbart einen neuen Termin mit mir, denn wir wollen in den nächsten Wochen einen begleitenden Prozess initiieren, um alle Essgewohnheiten zu erneuern und zu vertiefen. Erfahrungsgemäß bietet sich hier ein Zeitfenster von mindestens sechs Wochen an, damit sich die Veränderungen gut integrieren können.

Ich bevorzuge dieses begleitende Konzept nicht ohne Grund. Anders als bei einer Rauchentwöhnungsbehandlung müssen wir eines bedenken: Der Raucher ist nach erfolgreicher Behandlung Nichtraucher, der Übergewichtige aber leider noch nicht dünn. Außerdem muss der Klient sich immer wieder mit dem Stimulus Essen auseinandersetzen, weil er selbstverständlich weiter essen muss.

Zur Unterstützung bitte ich Natalie, ein sogenanntes Esstagebuch zu führen, in das sie alles notiert, was sie zu sich nimmt. Das hat den Vorteil, dass man sich wirklich mit der Nahrungsaufnahme auseinandersetzen muss. Bei manchen Klienten geschieht das Essen fast unbemerkt, bis zur Einführung des Tagebuches.

Natalie ist gerne einverstanden, verabschiedet sich und ist frohen Mutes freudig gespannt auf den weiteren Verlauf.

Als wir uns nach einer Woche wiedersehen, bitte ich um Einsicht in das Tagebuch, während ich sie nach ihren Erfahrungen befrage.

„Na, Natalie, erzählen Sie mal, wie war es denn für Sie?"

„Super, es war ganz einfach."

„Ach ja? Das freut mich sehr. Wie war es denn mit dem Thema Zitroneneissorbet?"

„Wunderbar! Stellen Sie sich vor, ich war standhaft und habe kein einziges gegessen."

„Gratulation. Ich bin wirklich sehr, sehr stolz auf Sie", gebe ich als positives Feedback.

Bei der Durchsicht des Esstagebuches fällt mir allerdings eine kleine Besonderheit auf.

„Natalie, lassen Sie uns noch ein kleines bisschen über ein anderes Thema sprechen. Was fällt Ihnen zum Beispiel ein, wenn ich ein Wort wie Erdbeermarmelade sage?"

Nun entgleisen ihr ein wenig die Gesichtszüge.

„Ach ja, Erdbeermarmelade. Hm, da fällt mir ein, da hatte ich schon ein bisschen was die letzte Zeit."

„Ein bisschen was? Wenn das stimmen sollte, was ich hier lese, dann hatten sie fast täglich zwischen 500 und 1000 Gramm zusätzlich zur normalen Ernährung." Dabei muss ich schmunzeln und Natalie auch.

„Das scheint fast so, als hätte ich mein geliebtes Zitroneneissorbet durch Erdbeermarmelade ersetzt, stimmt's? Oh, Mann. Und ich war so stolz." Nun wirkt sie nachdenklich.

Um ihr schlechtes Gewissen im Zaum zu halten, denn das könnte uns heute bei der Arbeit behindern, bleibe ich betont locker mit einer spannenden Mischung aus Humor und Ironie.

„Ach Natalie, das ist doch nicht schlimm. Ich streiche Ihnen jetzt einfach in jeder Sitzung das neue ungesunde Nahrungsmittel und dann sind wir ganz entspannt in zwei bis drei Jahren sicher durch. Hatte ich erzählt, dass ich eine neue Garage bauen möchte? Wenn Sie nichts dagegen haben, würde ich dort gerne eine Dankestafel an Sie gerichtet anbringen, um mich für Ihre Treue zu revanchieren." Das Besondere ist, wenn der Kontakt gut und stabil ist, darf man gerne ein bisschen provokativ sein, um dem Klienten eine Persiflage auf sein Verhalten zu zeichnen.

Aber vorsichtig, denn eine zielführende Provokation im therapeutischen Sinne ist niemals verletzend. Darin besteht eine große Kunst: niemals zu verletzen, auch wenn man den Finger liebevoll in die Wunde legt.

Ein solches Verhalten muss selbstverständlich zum Therapeuten passen. Wenn man eher ein lockerer Typus ist, passt es sehr gut. Unglaubwürdig wäre, wenn man sich selbst stark verbiegen müsste, dann macht es wenig Sinn.

„Ist ja schon gut, Herr Jordan", sagt Natalie mit einem breiten Grinsen. „Ich glaube, ich habe es jetzt verstanden. Der Wink mit Ihren Zaunpfählen war nicht zu überhören. Bevor wir also kontinuierlich Nahrungsmittel für Nahrungsmittel streichen, sollten wir vielleicht einmal an die Ursache meines Verhaltens gehen, oder? Was denken Sie?"

„Ich finde Ihre Idee großartig. Wenn Sie möchten, kann es auch schon losgehen, na? Wie wäre es?"

„Ich bin bereit."

Auch heute arbeiten wir in einer eher leichteren Trancetiefe, um erkenntnisorientiert arbeiten zu können.

Ich bringe Natalie in Kontakt mit dem Gefühl, das sie bekommt, wenn sie Zitroneneissorbet oder Erdbeermarmelade zu sich nimmt, weil ich deutlich fühle, dass sich hier der Schlüssel finden lässt.

Sie beschreibt das Gefühl als sehr angenehm, geradezu heimelig. Wir wechseln in das vertraulichere „Du".

„Sehr gut, und wenn dir nun irgendwelche Erinnerungen in den Sinn kommen, in denen du das gleiche Gefühl hattest, dann erzähle bitte davon. Nichts bewerten. Nichts verstehen müssen. Nur einfach mal erzählen. Lass dir ruhig Zeit."

Es dauert nur einen kleinen Augenblick, bis Natalie zu erzählen beginnt.

„Ich bin zu Hause. Ist das schön hier! Zu Hause in Kasachstan, auf dem Bauernhof meiner Großeltern. Wir waren sehr glücklich hier."

„Wer ist denn wir?"

„Meine beiden Schwestern und ich. Wir lebten alle im selben Haus. Die Großeltern, meine Eltern und wir Kinder. Wir waren so unbeschwert. Alles war in Ordnung, jeder war immer für den anderen da. Man war niemals alleine. Niemals einsam."

„Niemals einsam? Und wie ist es heute? Fühlst du dich manchmal einsam?"

„Ja, manchmal. Wenn mein Mann unterwegs ist, bin ich doch ziemlich alleine. Zu Hause war alles anders. Meine Oma, fällt mir ein, machte die weltbeste Erdbeermarmelade und unser Eis machten wir auch selbst."

„Spannend, oder? Warum, denkst du, fällt dir das denn jetzt genau in diesem Augenblick ein?"

„Das frage ich mich auch gerade, ich hatte es fast vergessen. Vergessen ist nicht ganz richtig. Einfach nur nicht mehr daran gedacht, meine ich."

„Und plötzlich kommen diese Momente wieder zu dir. Gerade jetzt. Warum denkst du, ist das so?"

„Wenn ich mir das Ganze genauer ansehe, stelle ich fest, dass ich mit Eissorbet und Marmelade schöne Erinnerungen verbinde, sehr schöne sogar."

Wenn du dir nun bitte einmal vorstellst, du könntest dir die Situationen mal nebeneinander ansehen - die Natalie von damals und die Natalie von heute. Was fällt dir auf? Gibt es Parallelen oder große Unterschiede?"

„Wenn ich die beiden Situationen ansehe, fällt mir auf, wie wichtig es für mich ist, mich zu Hause zu fühlen. Meine Mutter fehlt mir sehr. Wir sehen uns höchstens einmal im Jahr zu Weihnachten. Ich vermisse sie sehr."

„Okay, du vermisst dein Zuhause?"

„Ja, schon. Ich bin ja jetzt hier zu Hause und das ist auch gut so, aber das Zuhause meiner Kindheit und dieses Gefühl des elterlichen Nestes ist etwas Besonderes. Das kann mir auch mein Mann nicht geben, verständlicherweise. Er ist ein toller Mann. Ich liebe ihn und er liebt mich, alles ist bestens. Aber das Vermissen bleibt."

„Was hat das Ganze denn jetzt mit deiner Essgeschichte zu tun?"

„Das ist doch ganz klar. Immer wenn ich das esse, was es zu Hause gab, mache ich so etwas wie eine unbemerkte Zeitreise, hinein in ein gutes Gefühl der Geborgenheit."

„Der Geborgenheit?"

„Ja, der Geborgenheit. Kennen Sie das, wenn Sie tief in Ihrem Herzen spüren können, dass alles gut ist? Dass Sie nie alleine sind?"

„Geht dir das zu Hause so?"

„Ja. Zu Hause und wenn ich Erdbeermarmelade und Zitroneneis esse, ist dieses Gefühl ganz präsent."

„Sehr gut. Dann stellt sich mir eigentlich jetzt nur noch eine Frage. Was können wir tun, damit du dieses Gefühl bekommst, ohne essen zu müssen oder zuzunehmen? Was könntest du tun?"

„Auf jeden Fall ist mir meine Mutter sehr wichtig, stelle ich fest. Ich sehe sie viel zu selten."

„Okay, was könnte man also verändern?"

„Mein Mann hat sicher nichts dagegen, wenn wir uns öfter sehen, wenn wir sie einladen und sie Zeit mit uns und ihrem Enkelchen verbringt."

„Sehr schön. Denkst du, das reicht schon oder brauchst du noch etwas?"

„Ein wenig öfter könnte es schon sein. Aber ich habe keine Idee, wie es gehen sollte."

„Möchtest du einen Tipp haben? Mir fällt gerade ein, was mir helfen würde."

„Ja. Sehr gerne. Erzählen Sie bitte."

„Hat deine Mutter einen Computer?"

„Nein, hat sie nicht."

„Kannst du dir vorstellen, ihr einen zu besorgen und ihr, quasi als gemeinsames Projekt, Skype zu erklären? Wie wäre das?"

„Das ist eine tolle Idee. Ich kann sie dann zwar nicht in den Arm nehmen, aber wenigstens sehen. Ich glaube, das täte uns allen gut, mir, meiner Mutter und unserer Tochter. Sie braucht bestimmt auch eine tolle Oma, so wie ich eine hatte."

„Was wird dein Mann dazu sagen?"

„Er unterstützt mich bei allem, was ich vorhabe - wenn er feststellt, wie wichtig mir das Ganze ist, umso mehr. Und er hat auch sicher nichts dagegen, wenn sie öfter zu Besuch kommt. Die beiden verstehen sich sehr gut."

„Okay, dann habe ich aber immer noch eine letzte Frage an dich."

„Welche denn?"

„Gibt es jetzt irgendwo, tief in deinem Innersten noch irgendeinen Grund, der dich hindern könnte das Gewicht zu erreichen, das du dir vorstellst?"

Ich bitte sie nochmal, in jeden Bereich ihres Körpers hineinzuspüren, um zu überprüfen, ob es noch Reaktionen auf die Thematik gibt. Der Körper würde uns ein Signal senden, wenn dem so wäre.

Ich lasse ihr dazu einen Augenblick Zeit, bis sie sich absolut sicher ist.

„Nein, jetzt kann ich schlanker werden. Mein Schlemmen ist nun frei von Nutzen für mich. Ich brauche es nicht mehr. Ich kann alles Wichtige erreichen und fühlen, auch ohne Zitroneneissorbet oder Ähnliches."

„Was geschieht, wenn du dein Wunschgewicht bald erreicht haben wirst?"

„Ich glaube, ich gehe zuerst einmal in den Klamottenladen. Ich kenne da eine zauberhafte Boutique in der Innenstadt. Dort haben sie immer so schöne Kleider. Ich liebe sie. Da würde ich mir eines kaufen wollen."

„Sehr gut, Natalie, dann stell dir nun bitte vor, wir wären dort. Und nun sieh dich um, wo hängen sie, deine Lieblingskleider?"

„Dort drüben."

„Dann geh doch mal da hin und suche dir das Schönste aus. Geh in die Kabine und spüre nach, wie es sich anfühlt, wenn du eines dieser wunderhübschen Kleider trägst. Genieße es mit all deinen Sinnen. Schau in den Spiegel, wie wunderhübsch du bist. Vielleicht nehmen dich sogar andere Kunden wahr, weil du so bezaubernd aussiehst."

„Ja, irgendwie kucken alle. Ich glaube, da ist sogar ein bisschen Neid mit dabei, ich fühle mich großartig."

Nun, da sie wusste, wie fantastisch es sich anfühlen wird, wenn das Ziel erreicht ist, geht der Rest fast von selbst.

Natalie konnte in den nächsten vier Wochen ganz leicht acht Kilogramm abnehmen und ihr Gewicht halten. Hin und wieder isst sie auch heute noch gerne eine Portion Zitroneneissorbet. Aber hin und wieder. Und nur, weil es so lecker ist.

177

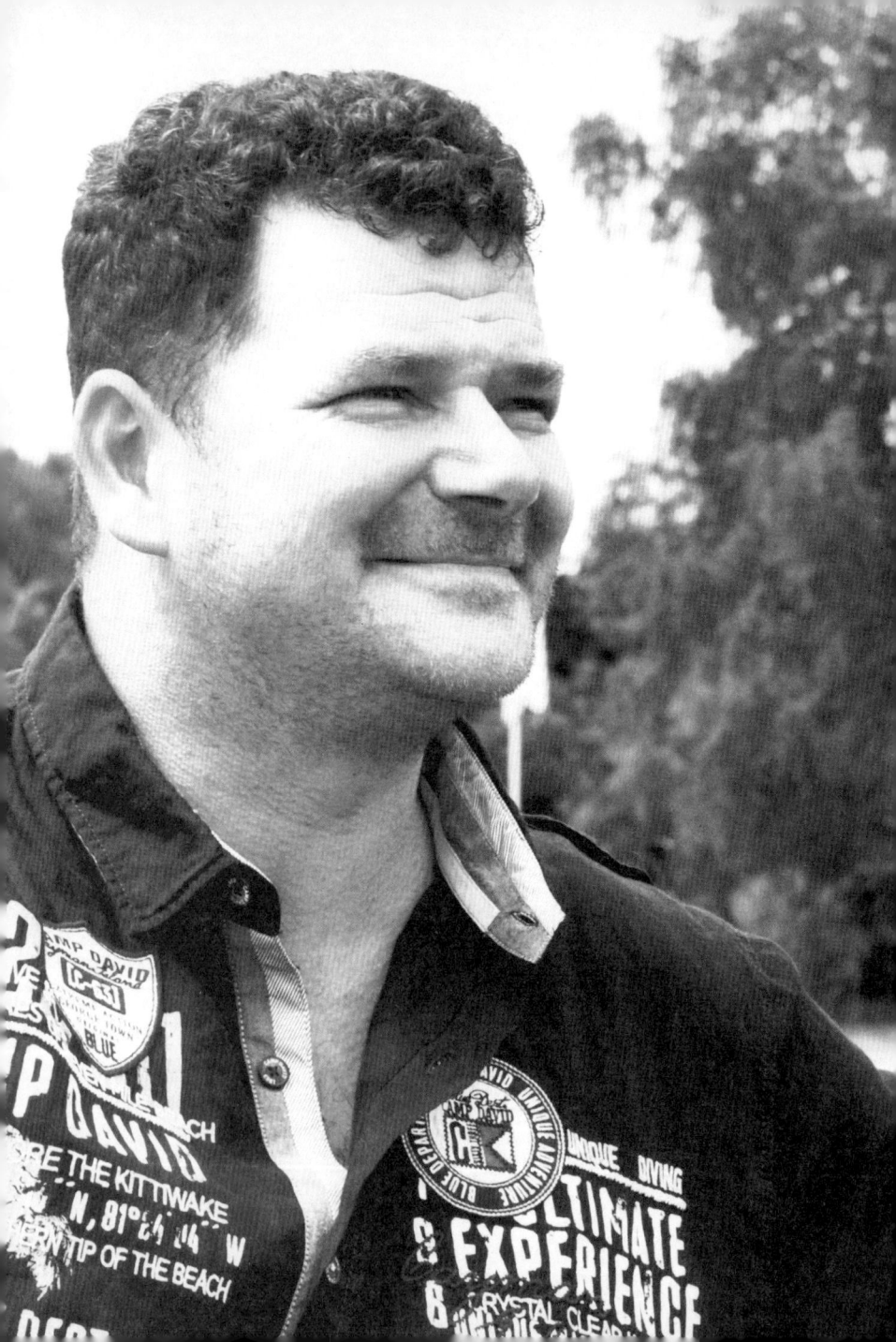

Kapitel 12

Luisa: Die Nahrungsmittelunverträglichkeit

Einer Schätzung zufolge leiden nur etwa ein bis zwei Prozent der Bevölkerung unter diesem sehr komplexen Störungsbild. Man bezeichnet diese Erkrankung auch manchmal als Nahrungsmittelintoleranz. Als Therapie wird meist das Vermeiden der verantwortlich gemachten Nahrungsmittel empfohlen. Es kann sein, dass eine Laktoseoder Fruktoseintoleranz einen Teil des Störungsbildes darstellt.

Als Luisa eines Tages bei uns in der Praxis eintrifft, sehen wir eine 35-jährige Frau, die ausgesprochen schlank ist und äußerst kontrolliert wirkt.

Sie beschreibt uns ihr Problem im Vorgespräch und schildert ihre absolute Verzweiflung, denn sie wisse nun langsam wirklich nicht mehr, was sie noch essen dürfe. Was als gewöhnliche Laktose- und Fruktoseintoleranz begann, wurde in den letzten sieben Jahren immer schlimmer und weitete sich auf immer mehr Nahrungsmittel aus. Bei der ärztlichen Diagnostik kam heraus, dass es sich hier um einen der selteneren Fälle komplexer Nahrungsmittelunverträglichkeit handle. Luisa leidet erheblich darunter und es bietet sich ein sehr bewegendes Bild, wenn sie von alten Zeiten spricht, in denen sie noch mehrere Lebensmittel vertrug. Sie aß früher leidenschaftlich gerne Obst und Gemüse, doch neuerdings gipfelt ihr Ernährungsdrama, wie sie es selbst bezeichnet, sogar in toxischen Reaktionen - ja, regelrechte Vergiftungserscheinungen. Ihre Zwillingsschwester sei diesbezüglich total unauffällig und habe keinerlei Beschwerden. Nun beginnt sie zu weinen und betrauert ihren Verlust an Lebensqualität sehr intensiv.

Ich sage ihr, dass ihr Verhalten völlig in Ordnung sei und dass sie alles geschehen lassen könne, was geschehen müsse. Kontrolle und Selbstbeherrschung seien in unserer Praxis nicht nötig. Sichtlich erleichtert beruhigt sich Luisa wieder.

Das Schlimmste für sie sei der Gedanke, dass das, was sie zum Leben brauche, ihr den größten Schaden zufügen könne. Man stelle sich einmal den Druck vor, wenn man sich bewusst wird, dass die Dinge, die dich am Leben erhalten sollen, in der Lage sind, dich lebensbedrohlich zu verletzen.

Sie habe vor ein paar Wochen sogar einen anaphylaktischen Schock (aufgrund der Vergiftung durch Nahrungsmittel) erlitten und verbrachte einige Tage in der Klinik. Ihr Wunsch ist es, sollte die Unverträglichkeit nicht medizinisch behandelbar sein, wenigstens die psychischen oder gar psychosomatischen Aspekte anzusehen oder zu verändern.

Nun kommt sie auf Empfehlung zu ihrem letzten Therapieversuch, einer IntuTrance-Hypnosebehandlung.

Wenn Klienten im Vorfeld äußern, dass dies ihre letzte Hoffnung sei, ist es besonders wichtig, reflektiert zu bleiben, sonst wäre ein neutrales Vorgehen und eine Ermöglichung der persönlichen Erkenntnis der Klientin in Gefahr.

Bei Supervisionen, die wir durchführen, hören wir öfter von dem besonderen Druck, den Therapeuten empfinden, wenn sie als letzte Rettung betrachtet werden. Der Wunsch, alles besonders gut zu machen, kann auch zur Verkrampfung führen und leichtfüßiges Vorankommen verhindern.

Nachdem ich eine Trance induziert habe, bitte ich Luisa, mich zunächst auf eine unbelastete Reise zu begleiten, damit der Schritt in das emotionale Erleben ihres Problems nicht so übermächtig erscheint.

Auf die Frage, welche Situation in ihrem Leben eine positive und kraftvolle gewesen sei, antwortet sie mir mit einer schönen Schilderung ihres letzten Segeltörns. Luisa, die an der Küste lebt, ist leidenschaftliche Seglerin. Der Wind in ihrem Haar, der Duft der See, all diese Faktoren führen zu einer deutlichen Veränderung ihrer Mimik.

Ich bin sicher, wenn sie die Lider nicht geschlossen hätte, würden ihre Augen leuchten wie die Sterne des Ostseehimmels. Und wer schon einmal in einer klaren Sommernacht am Strand von Kiel war, weiß, was ich meine!

„Was ist denn das Schöne am Segeln für dich?", möchte ich wissen.

„Oh, das ist schwer zu beantworten, denn am Segeln finde ich alles schön. Die körperliche Betätigung, die Bewegung, das Verschmelzen mit den Elementen. Das salzige Wasser auf meiner Haut. Auch mal an meine Grenzen gehen oder sie sogar überschreiten zu müssen, ist eine besondere Herausforderung. Ich liebe es einfach. Auch, dass man so ein großes Boot nicht alleine segeln kann, finde ich toll. Du bist gezwungen, anderen zu vertrauen, dich auf sie und ihren Einsatz zu verlassen. Das Stichwort heißt: Teamplayer.

Das finde ich großartig. Ich mag es, Teil eines Großen und Ganzen zu sein, da fühle ich mich wohl."

„Das finde ich superschön, Luisa. Das klingt richtig gut. Aber bitte sag mir doch noch einmal, warum du heute zu uns gekommen bist."

„Weil ich nichts mehr essen kann. Ich vertrage keine Nahrungsmittel mehr. Meine Zwillingsschwester hat dieses Problem nicht, das verstehe ich nicht. Alles, was ich zu mir nehme, schadet mir. Kein Obst oder Gemüse mehr, Getreide, Nudeln, alles, was lecker ist und Lebensqualität sein könnte, muss ich mir verkneifen. Es ist aber nicht nur der Genuss, der mir fehlt. Auch das elementare Gefühl, einfach ernährt zu werden, fehlt mir mittlerweile."

„Das Gefühl des Genießens und des Genährtwerdens fehlt dir?"

„Ja, leider."

„Verzeih mir, wenn ich jetzt so naiv frage, aber wenn du das Gefühl beschreiben solltest, das du hast, wenn du an Verzicht und Mangel denkst, wie würdest du es benennen?"

„Trauer. Ich bin so unfassbar traurig. Sie manifestiert sich in meinem gesamten Körper. In meinen Beinen, in meinem Rücken und in meinem Bauch, einfach überall. Es fühlt sich fast an wie eine Lähmung."

„Okay, im gesamten Körper... Wie eine Lähmung, sagst du... Hattest du dieses oder ein ähnliches trauriges Gefühl denn schon einmal vorher, also vor der Zeit deiner Nahrungsmittelunverträglichkeit?"

„Hm..." Sie spürt kurz nach, um dann glasklar eine Situation zu erfassen. „Der Tod unserer Großmutter. Da fühlte ich mich ähnlich.

„Weißt du", sagt sie, „wir sind dort aufgewachsen. Meine Schwester und ich lebten bei unseren Großeltern. Es war eine wundervolle Kindheit. Oma und Opa waren echt unbeschreiblich. Wir hatten Spaß, lachten, spielten und waren ausgelassen."

Darauf frage ich nach: „Ihr hattet viel Spaß in der Kindheit und Jugend?"

„Ja."

„Würdest du sagen, dass damals das Genießen im Allgemeinen noch möglich war - ich meine alles, was Lebensqualität betrifft?"

„Ja, klar. Es war Lebensfreude pur. Eigentlich. Mir fällt gerade etwas auf..."

„Ja? Was denn?"

„Die Unverträglichkeiten begannen, glaube ich, ziemlich zeitgleich mit dem Tod der Großmutter. Vorher, glaube ich, konnte ich noch fast alles essen."

„Du sagst, dass dir das nicht bewusst war?"

„Nein, überhaupt nicht. Ich bin selbst ein wenig überrascht."

„Luisa, wenn es für dich in Ordnung ist, dann möchte ich gerne den nächsten Schritt gehen, außer du bräuchtest vorher noch irgendetwas."

„Nein, danke. Ich möchte auch gerne weiter."

„Sehr schön, bitte geh dann noch einmal zurück in dieses gelähmte und traurige Gefühl... Bist du da?"

„Ja", antwortet sie.

„Gut, dann lass uns in diesem Gefühl noch weiter zurückgehen zu einem Zeitpunkt, an dem dieses Gefühl schon einmal da war."

„Auch das noch", sagte sie.

„Was ist denn?"

„Ich bin in einer anderen Situation angekommen. Es ist der Tod meines Großvaters." Nun beginnt sie bitterlich zu weinen. Die Trauer über den Verlust des Großvaters übermannt sie völlig.

„Kann ich dir irgendwie helfen, Luisa?"

„Nein", schluchzt sie, „es geht gleich wieder. Es ist nur so, ich vermisse ihn so sehr. Er war ein toller Großvater. Das Besondere an unserem Verhältnis war, dass ich irgendwie sein Baby war. Meine Schwester stand unserer Oma näher. Wir teilten uns die Großeltern quasi auf, oder sie sich uns, wie man es nimmt."

„Dann war sein Tod ein harter Schlag für dich?"

„Absolut. Der härteste Schlag, den man sich vorstellen könnte. Ich habe diesen Verlust nie wirklich verarbeiten können, die Trauer ist allgegenwärtig. Von diesem Tage an war ich alleine, gefühlt zumindest. Meine Schwester hatte ja immer noch meine Oma, aber ich hatte meine Bezugsperson verloren. Diese schmerzende Einsamkeit ist nicht auszuhalten."

„Wie konntest du denn mit dieser Situation weiterleben? Wie gingst du mit der Einsamkeit um?"

„Ich weiß es nicht", entgegnet Luisa kopfschüttelnd.

„Das macht nichts. Bitte stell dir vor, du könntest aus einer neutralen Beobachterposition, wie im Kino vielleicht, den Film eurer Jugend ansehen. Was würde dir beim Ansehen auffallen?"

Luisa muss schmunzeln. „Auweia, dieses kleine Ding."

„Bitte? Was meinst du?", möchte ich wissen.

„Ach, weißt du, Luisa macht das ganz geschickt, nicht absichtlich, aber doch geschickt. Wenn sie sich einsam fühlt, wird sie krank. Die Großmutter kümmert sich dann noch intensiver um sie. Das ist ein Weg, um die Zwillingsschwester auszubooten. Von außen betrachtet ganz schön fies. Aber die kleine Luisa kann nichts dafür. Sie ist einfach verzweifelt und sucht Nähe."

„Oh", entgegne ich. „Das klingt sehr spannend. Wie geht denn die Schwester mit der Situation um?"

„Ja, die Schwester... Es dauert nicht lange, bis es eine Reaktion gibt. Auch sie macht es übrigens nicht absichtlich. Es scheint so, als ob hier die beiden Geschwister Opfer ihrer unbewussten Lösungsstrategien wurden."

„Was bedeutet das?"

„Das Unterbewusstsein der Schwester hat die Strategie scheinbar durchschaut und kopiert sie jetzt. Kurzum, sie wird in Krisensituationen ebenfalls krank."

„Okay, das klingt fast ein wenig nach Konkurrenzkampf, kann das sein?"

„Und ob! Konkurrenzkampf in der Schule, wer hat die besseren Noten, im Sport, wer ist erfolgreicher, wer hat die tolleren Freunde, wer ist beliebter und ..." Sie stutzt. „... Konkurrenz in der Krankheit. Wer ist kränker, wem geht es schlechter, wer bekommt mehr Großmutterliebe und -aufmerksamkeit ab. So überboten sich die beiden auch schon bei der kleinsten Erkältung."

Diese Fakten sind für mich so eindrücklich, dass ich entscheide, ihnen durch Nachfragen weiteren Raum zu gewähren.

„Wie geht es dir nun, Luisa, wenn du das alles aus dieser neuen Perspektive gesehen hast?"

„Ich bin sprachlos. Beschämt und sprachlos."

„Verstehe ich das richtig, dass dir diese Details nicht bewusst waren?"

„Auf keinen Fall, ich bin so überrascht. Ich muss zugeben, es ist mir sogar ein wenig peinlich. Das war ganz schön gemein von mir, auch wenn es keine Absicht war."

„Dir ist es also gelungen, einen Weg zu finden, wie du mit der Einsamkeit und der Trauer umgehen kannst. Das ist doch so betrachtet zunächst einmal eine positive Geschichte, oder? Vielleicht war die Umsetzung über die Konkurrenz in der Krankheit nicht optimal, aber auf jeden Fall funktionell."

„Ja, das war sie, funktionell und peinlich", sagt Luisa ergriffen.

„Aber eines verstehe ich immer noch nicht. Kannst du mir bitte noch erklären, was das alles jetzt mit deiner Nahrungsmittelunverträglichkeit zu tun hat?"

Wieder muss sie kurz überlegen. Doch dann scheint sie eine regelrechte Erleuchtung zu haben.

„Das ist ja krass! Ich habe es. Das glaubt mir doch kein Mensch."

Luisa ist fassungslos.

„Erzähl bitte weiter, ich bin schon sehr gespannt."

„Die Konkurrenz. Ich musste doch meine Konkurrentin ausstechen, um an erster Stelle zu stehen. Um mehr Liebe und Aufmerksamkeit zu bekommen, musste ich etwas nur für mich haben. Außer Konkurrenz also. So hat irgendetwas in mir einen neuen Level der Erkrankung erreicht und mich so uneinholbar in Führung gebracht. So eine schwerwiegende, komplexe Erkrankung würde meine Schwester niemals kopieren, oder kopieren können, wie auch immer. So hatte ich endlich etwas ganz für mich alleine, ich musste es nicht teilen, es war nur für mich. Und meine Großmutter belohnte es mit ihrer Liebe zusätzlich... Ganz schön krank, oder?"

„Mannomann, Luisa, was für eine Erkenntnis. Ich bin zutiefst beeindruckt. Jetzt wird so vieles klar, nicht wahr?"

„Ja, das kann man wohl sagen. Aber was ist jetzt? Ich bin doch deswegen jetzt nicht gesund, auch wenn ich weiß, welche Gründe es hatte. Es ist nach wie vor ein Teil von mir. Was kann ich denn jetzt tun, damit es aufhören kann?"

„Eine sehr gute Frage. Wie geht es dir jetzt gerade?"

„Ich bin immer noch so traurig."

„Gut", antworte ich, „dann lass uns doch einfach hier beginnen. Wenn ich dich richtig verstanden habe, trauerst du noch immer um deine Großeltern, richtig?"

„Ja."

„Okay, dann stell dir einmal vor, du könntest die Seele deiner verstorbenen Großmutter an einen sicheren neutralen Ort einladen. Was möchtest du tun, wenn sie gleich da ist?"

„Ich möchte ihr danken, sie umarmen und am liebsten nicht mehr loslassen. Sie war eine tolle Großmutter und ich habe ihr so viel zu verdanken. Das möchte ich so gerne sagen, und... Ach ja, ich möchte mich entschuldigen für unser Wetteifern um ihre Liebe und Aufmerksamkeit. Sie hatte es nach Opas Tod ohnehin schwer genug."

„Sehr gut. Was bräuchtest du noch, wenn wir doch schon einmal hier sind?"

„Opa! Ich brauche meinen Opa hier. Ich möchte mich auch von ihm verabschieden. Ich möchte mich bedanken für seine ganze Liebe, für alle Momente des Glücks und des Lachens. Da ist er ja! Was habe ich dich vermisst. Ich nehme ihn fest, ganz fest in den Arm und er hält mich... liebevoll wie früher. Das Gefühl kenne ich sehr gut, es ist so wunderschön. Niemand kann so gut trösten wie mein Opa."

„Trösten?"

„Ja, ich merke gerade, dass sich ein Knoten in mir zu lösen beginnt. Dieses Verabschieden ist so unglaublich wichtig. Es führt mich aus der Trauer. Opas Umarmung führt mich aus der Trauer. Die Schmerzen der Trauer in meinem Körper lassen nach. Die Lähmung... Ich kann sie nicht mehr fühlen. Ach Opa, ich danke dir so sehr, ich liebe dich."

„Habe ich dich richtig verstanden? Sagtest du, die Trauer, die Schmerzen und die Lähmung würden weggehen? Heißt das, dass sich deine Symptome ebenfalls verabschieden, so wie du gerade von deinen Großeltern?"

Die zahlreichen Tränen des Abschieds weichen dem Lächeln des Neuanfangs.

„Ja, es scheint tatsächlich so zu sein. Und seltsamerweise kann ich meine Großeltern nun in Frieden gehen lassen. Alles ist gesagt und getan, alles ist gut."

„Okay, dann lass sie wieder dorthin gehen, wo sie herkamen. Wenn wir schon mal dabei sind... Möchtest du noch eine Person einladen?"

„Sehr gerne sogar, meine Schwester soll noch hierher kommen. Ich möchte mit ihr sprechen."

„Dann lade sie ein..."

„Da bist du ja schon... Es tut mir so leid. Ich war so dumm und gemein. Auch wenn es so aussah, dass ich dir die Liebe unserer Großmutter nicht gegönnt habe, versichere ich dir, das ist nicht so. Ich war einsam und allein, Opa fehlte mir so sehr. Ich konnte nicht anders. Kannst du mir verzeihen?"

Schon kullern Tränen der Erleichterung Luisas Wangen hinunter.

„Danke, tausendmal danke, es ist so schön, dass du mir vergeben kannst. Mir fällt gerade noch etwas auf."

„Was denn?", frage ich.

„Meine Schwester und ich, wir sind schon sehr miteinander verbunden. Gemeinsam können wir alles schaffen, nichts kann uns aufhalten, wenn wir zusammen sind. Ohne Konkurrenz, versteht sich, aber die brauchen wir jetzt nicht mehr und ich möchte sie auch nicht mehr. Ich möchte, so wie früher, den Zusammenhalt mit meiner Schwester fühlen und genießen. Wir sind ein tolles Team."

„Ein Team? Wie auf einem Segelboot?", werfe ich ein, um den Kreis zum Anfang zu schließen.

„Ja, wie auf einem Segelboot."

„Du hast mich tief berührt mit deiner Geschichte Luisa. Wenn du nun an Symptome, Trauer oder Nahrung denkst, was hat sich verändert?"

„Ich fühle keine Trauer mehr. Es ist sehr erleichternd. Die Konkurrenz zu meiner Schwester ist Geschichte, auch das ist vorbei... Und die Nahrungsmittel ... hm ... Mein Gefühl dazu hat sich verändert. Ich weiß nicht, wie ich es besser beschreiben soll, es fühlt sich nicht mehr feindlich an."

„Feindlich?"

„Ja, sie sind kein feindlicher Eindringling mehr. Ich habe nichts zu befürchten."

„Du meinst, deine Nahrungsmittelunverträglichkeit könnte weg sein?"

„Weg noch nicht, aber besser, ich habe eine Chance, zum ersten Mal eine realistische Chance."

Dann frage ich nach den nächsten Schritten.

„Was bräuchtest du, damit es noch besser werden könnte? Oder gar verschwinden oder heilen?"

„Zeit! Ich brauche Zeit. Dieser ganze komische Körper braucht nun Zeit, um sich wieder mit Nahrungsmitteln zu arrangieren."

„Das klingt super. Hast du Lust, Luisa, dass wir deinen Körper noch unterstützen bei seiner Umstellung?"

„Oh ja, sehr gerne sogar, wenn das geht."

„Lass uns einfach unseren Beitrag leisten und abwarten, was geschieht, in Ordnung?"

„In Ordnung."

„Dann begleite mich auf eine kleine Reise zu einem inneren Heilungsort in dir. Wie sieht dieser Ort für dich aus?"

„Es ist eine Art Tempel in meinem Herzen."

„Beschreibe ihn bitte näher."

„Da sind Säulen, viel Marmor, weißer Marmor... sehr imposant das Ganze hier... Ich sehe Fackeln im Inneren leuchten."

„Wollen wir hineingehen?"

„Ja, ich sehe mich um... Mosaike am Boden... überall dieser reine Stein, alles ist so rein... Da vorne steht etwas..."

„Was denn?", frage ich nach.

„Eine Art Altar, aber hier werden keine Opfer gebracht... Hier darf ich mich darauflegen, um auszuruhen. Ich soll rasten in der Reinheit des Tempels."

„Wer sagt dir das?"

„Es ist keine Stimme, die ich höre. Es ist mehr eine innere Stimme, die ich fühle... Ich weiß es irgendwie einfach... Es ist Reinheit und Wissen. Ich lege mich auf den Altar und schließe die Augen."

„Was geschieht?"

„Hier findet meine Regeneration statt. Hier erhole ich mich und mein gesamter Körper erholt sich. Es fühlt sich an wie eine Art Behandlung. Die Energie des Tempels macht etwas mit mir. Es fühlt sich an, als ob sich meine Zellen irgendwie verändern würden."

„Okay, vielleicht kannst du deinen Zellen in dieser Behandlungsphase den Auftrag mitgeben, in Zukunft wieder alle Nahrungsmittel zu vertragen und optimal zu verwerten?"

„Ja, das kann ich, glaube ich."

Luisa hat den Rahmen zur Aktivierung ihrer Selbstheilungskräfte durch die Gestaltung des Tempels und des Behandlungsprozederes selbst geschaffen, direkt nachdem ich diese Reise anbot. Die Bilder der Klienten sind immer die besten und treffendsten und führen in der Regel auf dem kürzesten Weg ans Ziel oder zumindest in seine Nähe.

Ich frage Luisa, ob ich noch etwas für sie zur Unterstützung tun könne. Doch sie entgegnet mir nur, dass sie noch ein wenig Zeit hier im Tempel verbringen wolle, um das Begonnene zu vollenden. Nach etwa fünf Minuten gibt sie mir das Zeichen ihrer Rückkehrbereitschaft. Wir verlassen den Tempel und sie nimmt die angenehmen Energien von dort mit ins Wachbewusstsein. Vor der Ausleitung will ich aber noch wissen, ob sich noch einmal etwas verändert habe.

„Gut, dass du fragst", sagt Luisa. „Es ist sehr seltsam gerade. Es fühlt sich alles an wie ein Traum. Ich kann mir beim besten Willen nicht mehr vorstellen, negativ auf Nahrungsmittel zu reagieren. Ich brauche Nahrung, ich möchte Nahrung und sie wird mir guttun. Ganz sicher. Es ist nun vorbei."

Ich weise Luisa in unserem Nachgespräch selbstverständlich auf alle potenziellen Risiken hin, die eintreten können, wenn sie nun beginne, mit Nahrungsmitteln zu experimentieren. Ich bitte sie, mit ihrem behandelnden Arzt darüber zu sprechen und keine leichtsinnigen Entscheidungen zu treffen.

Nachdem sie mir ihr Ehrenwort gegeben hat, kann ich sie mit gutem Gefühl wieder aus der Praxis entlassen.

Nach einigen Wochen rief sie in unserer Praxis an und bestätigte, dass der positive Zustand nach der Behandlung immer noch anhalten würde und dass sie mittlerweile wieder fast alles essen könnte - und damit meinte sie, symptomfrei essen könnte.

Sie schwärmte: „Was für eine Lebensqualität!"

Solche Rückmeldungen sind wunderbar und wir empfinden die Arbeit mit unseren Klienten noch heute jeden Tag als Geschenk.

Den Unterschied in den Gesichtern der Menschen vor und nach

der Behandlung zu sehen, berührt mein Herz nach wie vor ungemein.

Bei der Gelegenheit möchten wir ein Wort an unsere Klienten da draußen richten: „Danke für euer Vertrauen und dafür, dass wir euch ein Stückchen begleiten dürfen!"

Da geht es uns vielleicht wie Luisa, wenn wir genießen dürfen, ein Teil von etwas Großem und Ganzem zu sein.

In unserer nächsten kleinen Geschichte soll es um ein sehr aktuelles Thema gehen.

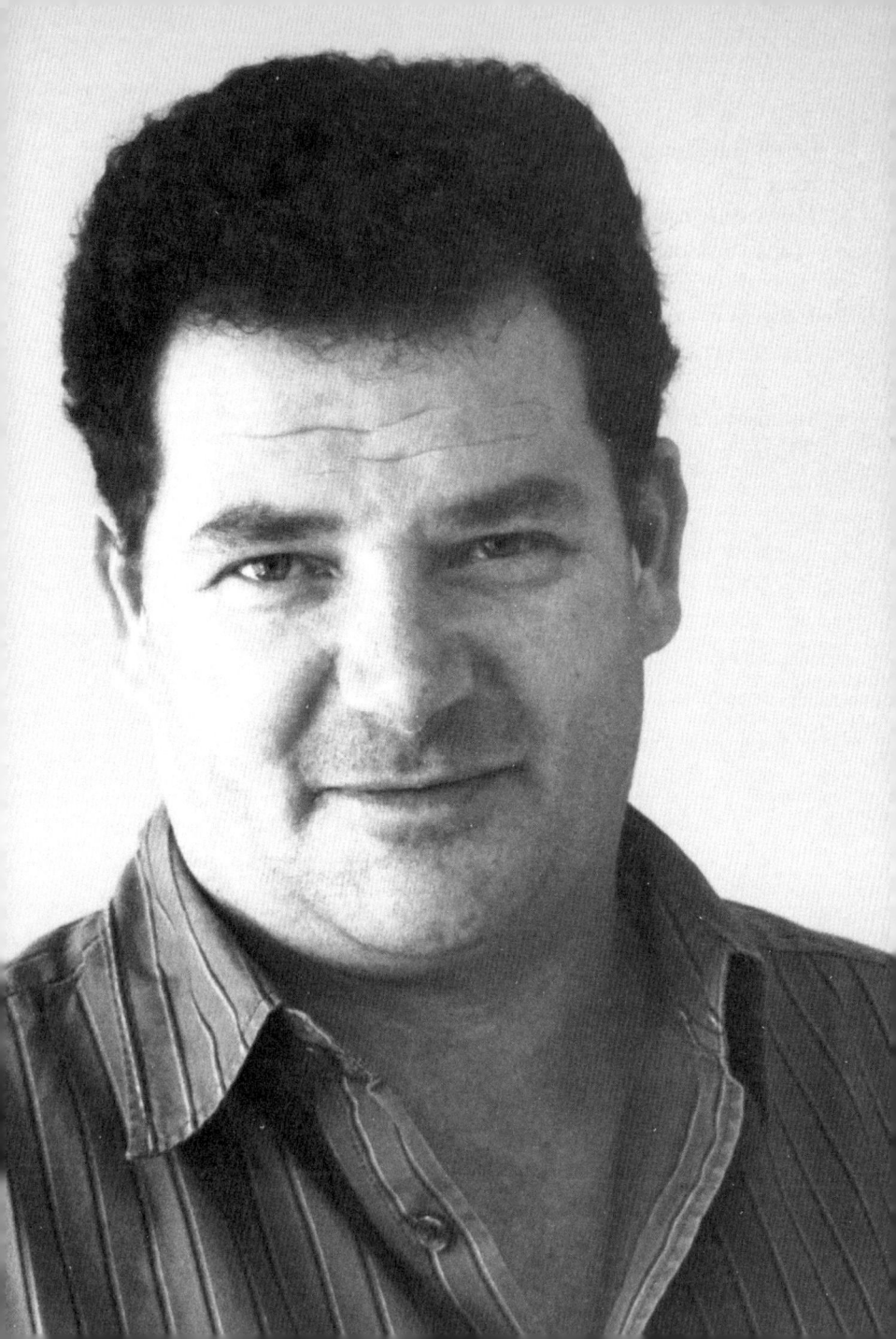

Kapitel 13

Sven: Burn-out bei einem Studenten

Sven ist erst knapp über zwanzig und wirkt noch etwas kindlich und unbeholfen, als er zu uns in die Praxis reist. Sein Problem zeigt sich tagtäglich in der Universität. Er ist als Informatikstudent, laut seiner Aussage, trotz außergewöhnlicher Intelligenz und schneller Auffassungsgabe dem Studium kaum gewachsen. Er wirkt ein wenig unscheinbar und unauffällig. Sein Leiden beschreibt er als sehr belastend, denn immer wenn er versucht zu lernen, kommt ihm etwas dazwischen. Er ist leicht ablenkbar und seine Konzentrationsschwäche stört ihn immens. Er bezeichnet sich als ständig müde und nicht mehr in der Lage, an etwas Positives zu denken. Der Druck im Studium belastet ihn ungemein. Die Selbstständigkeit des Studierens ist eine große Herausforderung. Durch sein mangelndes Selbstvertrauen wäre es ihm lieber, wenn ihn jemand an die Hand nähme, um ihm exakt das vorzuzeichnen, was zu tun sei. Er fühle sich richtiggehend ausgebrannt, perspektivenlos und einfach nur leer.

Durch das erfolgreiche Absolvieren der Convincer versuche ich, ihn in ein besseres Energieniveau zu versetzen. Erfolgserlebnisse wirken manchmal wahre Wunder. Wenn sich die hypnotischen Übungen zu Beginn der Behandlung spielerisch anfühlen, dann können wir davon ausgehen, dass auch diese positive Grundhaltung mit in die Hypnose integriert wird und der Klient schneller auf erfolgreiche Lösungsmechanismen zurückgreifen kann.

Alles läuft nach Plan. Da ich bei den Convincern die deutliche Führung übernehme, bediene ich sein Erfolgssystem vorübergehend, indem er mir zunächst nur folgen muss. Nach den ersten positiv verlaufenen Übungen kann ich Sven erklären, dass all das nur möglich ist, wenn er mich unterstützen möchte, und schon habe ich seine Mitarbeitsbereitschaft gesichert.

Wir leiten eine leichte Hypnose ein und ich frage nach einer kraftvollen Situation, die er erlebt hat, um weiter im Ressourcenbereich zu verweilen.

„Es ist in der Uni. Ich gehe etwas kopieren."

„Okay, bitte erzähle doch weiter."

„Da steht ein Mädchen am Kopierer - ein sehr hübsches Mädchen. Die habe ich schon ein paarmal gesehen. Ich bekomme Herzklopfen."

„Und dann?"

„Eigentlich möchte ich gerne lieber vorbeigehen, ich bin schüchtern und unerfahren, was Mädchen anbelangt. Ich sehe nach unten, um den Blickkontakt zu vermeiden, doch dann geschieht es... Sie spricht mich an: ‚Du bist Sven, nicht wahr? Ich habe dich schon mal in einer Vorlesung gesehen. Möchtest du auch kopieren?' Ich beginne zu stammeln. ‚Äh ja, Sven, Vorlesung, kopieren muss ich auch, äh...'

Sie lächelt mich an und sagt: ‚Hey, du musst nicht nervös sein, ich tue dir gewiss nichts. Ich bin gleich fertig mit Kopieren, dann kannst du hier dran, okay?'

‚Äh, okay...'

‚Bis später, ich muss los, vielleicht sehen wir uns noch... Tschüss, Sven!'

Und weg war sie.

Das war mir einerseits echt peinlich."

„Und andererseits?", frage ich nach.

„Es war auch total schön, sie hat mich wahrgenommen. Sie kannte sogar meinen Namen, das Gespräch war so unkompliziert. Das war schön. Einfach mal etwas Unkompliziertes, Leichtes."

Er beginnt fast schwärmerisch zu träumen, bis er sagt: „Wenn das nur öfter der Fall wäre. Mein Leben ist nicht so, also gewöhnlich ist es anders."

„Wie ist es denn? Erzähl doch nochmal, warum du hier bist."

„Weil alles so schwer ist, ich mich leer fühle und müde. In Situationen mit Mädchen zum Beispiel ist es normalerweise auch immer so, dass ich mich leer fühle. Mir fällt einfach nichts ein, was ich Tolles sagen könntc."

„Und das ist immer so?"

„Ja, fast zumindest. Ich beneide meinen Kumpel Bernd. Der hat immer einen flotten Spruch auf den Lippen. Der ist nie verlegen und ich glaube fast, dass er jedes Mädchen bekommen kann, das er möchte."

„Den beneidest du? Ist der vielleicht sogar so etwas wie ein Vorbild für dich?"

„Das kann man, glaube ich, so sagen, er gibt mir auch Tipps, wie ich mit Mädchen sprechen kann."

„Und klappt es dann besser?"

„Nein, noch nicht so richtig, aber das wird bestimmt noch, ich habe ja auch noch keine Übung darin. Außerdem hat er ja nicht immer Zeit mir zu sagen, was ich tun soll."

„Das wäre dann leichter für dich?"

„Ja, schon. Wo er doch der Profi ist."

Während der gesamten Erzählung spielt er übernervös mit den Fingern.

Dann merke ich an: „Weißt du, was mir auffällt an deiner Schilderung?"

„Nein."

„Es muss ja nicht stimmen, also verbessere mich ruhig, falls ich Quatsch rede. Aber mir kommt es so vor, als wäre es ziemlich wichtig für dich, so cine Art Führung zu erleben, kann das sein?

Im Studium ja auch. Du sagtest, es wäre viel einfacher, wenn dich jemand an der Hand nähme und dir sagen würde, was du zu tun hast."

„Hm, so habe ich das noch nicht gesehen... Aber es ist sicherlich etwas Wahres dran. Dann hätte ich keine Verantwortung und ich müsste auch nichts entscheiden. Das würde sich um ein Vielfaches besser anfühlen. Ich kann mich auch nicht entscheiden zu lernen, also mich konzentriert hinzusetzen und loszulegen. Es geht einfach nicht. Ich beginne dann zu zweifeln und denke mir, das wird sowieso alles nichts. Ich lerne das niemals, außerdem bin ich zu müde und vielleicht sollte ich mich zuallererst einmal ausruhen. Dann ruhe ich mich aus, lege mich vor den Fernseher und schon ist der Tag vorbei. Und morgen geht es genauso weiter..."

„Da fällt mir eine Postkarte ein, die ich letztens in den Händen hielt. Darauf stand", sage ich schmunzelnd, „heute habe ich mir vorgenommen, mal ganz gründlich das gesamte Haus zu putzen und dann... Was passiert? Man hat keine Lust! ... Belastet dich ganz schön, oder?"

„Ja, extrem. Ich möchte doch nur auch etwas erreichen, so wie mein Vater."

Wir setzen Stilmittel wie Humor ganz gezielt ein, um die Schwere aus den Situationen zu nehmen, meist ist es ein schöner erster Schritt, wenn der Klient sich und sein Thema nicht mehr ganz so ernst und verzweifelt wahrnimmt. Besonders schön ist es, wenn man über sich selbst schmunzeln kann.

„Wie dein Vater?", hake ich nach.

„Er hat es auch zu etwas gebracht. Ich möchte, dass er stolz ist auf mich. Ich möchte mich beweisen. Ich möchte es ihm beweisen."

„Okay", erwidere ich, „ist es in Ordnung, wenn wir hier gleich noch einmal ansetzen? Ich würde gerne wissen, ob es schon vorher andere Situationen gab, in denen du nichts entscheiden konntest?"

„Ja, in meiner Kindheit war das schon oft so. Mir fällt jetzt eine Situation in unserem Garten ein. Ich stehe am Geländer der Kellertreppe und sehe auf meine Schaukel. Meine Eltern haben einen schönen Garten, den sie für mich mit allerlei Spielsachen ausgestaltet haben. Mein Vater ist handwerklich sehr geschickt. Und neben der Schaukel steht mein Bobby Car. Auch damit spiele ich leidenschaftlich gerne. Während ich an der Treppe stehe und endlos Pro und Contra abwäge, höre ich die Stimme meiner Mutter. ‚Sven noch fünf Minuten, dann gibt es Abendessen.' Jetzt bin ich vom Zeitdruck wie erstarrt. Ich fühle jetzt Angst in mir."

„Angst? Wovor denn?"

„Eine falsche Entscheidung zu treffen. Etwas zu entscheiden, das ich nicht wieder rückgängig machen kann. Wenn ich jetzt schaukle, dann kann ich doch nicht Bobby Car fahren. Wenn ich mich auf meinen roten Flitzer setze, dann komme ich nicht mehr zum Schaukeln. Es ist ein Dilemma, was mache ich nur? Hin und her überlege ich die ganze Zeit, was ich tun soll... Und dann ruft meine Mutter: ‚Sven, komm rein, Essen ist fertig!' Das war es dann also."

„Du hast also weder geschaukelt noch mit dem Bobby Car gespielt?"

„Genau. Es war einfach keine Zeit mehr."

„Okay, Sven, wenn ich zusammenfasse, dann hast du also aus Angst, eine falsche Entscheidung zu treffen, erstmal entschlossen, überhaupt nichts zu entscheiden und so hat deine Mutter für dich entschieden, weil du so lange gezögert hast?"

„So könnte man es auch sagen. Aber wenigstens habe ich keine falsche Entscheidung getroffen."

Das möchte ich nun genau wissen.

„Ja? Ist das so? Du wolltest Bobby Car fahren oder schaukeln, stimmt das? Was von beidem hast du denn jetzt gemacht?"

„Ja, keines von beiden, das sage ich doch..."

„War dann deine Entscheidung nicht die, nichts zu entscheiden?

Und wohin hat es dich geführt?"

„Oh, du hast recht, keine Entscheidung ist auch eine Entscheidung. Und wenn ich entscheide, sie nicht zu treffen, dann tun das andere für mich."

„Kannst du deine Ziele erreichen oder deine Träume umsetzen, wenn andere entscheiden? Hast du Mitspracherecht?"

„Nein. Wie dumm von mir. Ich dachte bislang, es sei schön, keine Verantwortung tragen zu müssen. Die Kehrseite dieser Medaille ist jedoch, dass man die eigenen Ziele vermutlich nicht erreichen wird, da die, die statt meiner entscheiden, ihre eigenen Ziele verfolgen werden und nicht meine."

„Wow, was für eine Erkenntnis, oder? Das schafft doch neue Perspektiven, kann das sein? Was macht das mit dir?"

„Nun stelle ich gerade fest, dass wenn ich etwas erreichen möchte, ich etwas tun muss."

Dann fängt er an zu grübeln. Seine Augen bewegen sich sehr intensiv bei geschlossenen Lidern. Ein Verarbeitungsprozess beginnt. „Es ist gefährlich."

„Was denn?", frage ich.

„Entscheidungen zu treffen, das Leben im Allgemeinen, alles ist bedrohlich. Die potenziellen Folgen sind nicht abschätzbar."

„Was genau fühlst du? Beschreibe mir bitte die Wahrnehmungen in deinem Körper."

„Eine Enge. In der Brust und im Rücken, alles ist verkrampft und angespannt."

„Wann hast du dieses Gefühl in dir denn das erste Mal gespürt? Bitte nicht darüber nachdenken, bleib einfach in dieser Enge, die Situation kommt dann zu dir und holt dich ab."

Nach wenigen Augenblicken fährt er fort.

„Ich bin ganz klein. Da ist mein Vater. Er ist toll. Papa kann alles. Er ist Elektriker. Er hat mich mitgenommen zur Arbeit. Ich bin so stolz

auf ihn, was der alles kann. Wir sind auf einer Baustelle."
Mit stolzgeschwellter Brust schwärmt Sven von seinem Vater.
„Mein Papa bohrt. Das ist ganz doll laut und der kann Riesenlöcher
in die Wand machen."
Von der Stimmlage und vom Vokabular her sitzt mir ein vier- oder
fünfjähriges Kind gegenüber.
„Jetzt legt Papa die Bohrmaschine auf die Erde. Er sagt, dass er nur
schnell was holen will. Ich soll hier auf ihn warten. Nun geht er aus
den Raum. Ich bin alleine und mir ist langweilig."
Nun lacht er verschmitzt. „Da liegt doch dieses laute Ding. Das
möchte ich haben. Es kuckt ja auch keiner. Ich will es nur mal
halten. So wie Papa."

Dann hebt er die Bohrmaschine, deren Stecker, Gott sei Dank,
nicht mehr in der Steckdose eingesteckt ist, vom Boden auf und
fasst an den noch glühend heißen Bohrer. Laut schreiend vor
brennendem Schmerz lässt er das Gerät zu Boden fallen und weint
bitterlich, bis sein Vater das Zimmer wieder betritt.
„Aua, Papa das tut so weh. Es brennt so doll."
Sven hat sich im wahrsten Sinne des Wortes durch seine Entscheidung „die Finger verbrannt".
Seine Neugierde und der Wunsch etwas zu unternehmen wurden
jetzt mit Schmerzen verknüpft. Eine logische Lernkonsequenz
daraus kann sein: „Halte dich zurück, mach nichts, bleib ruhig,
dann geschieht dir nichts. Wenn ich das tue, was ich möchte, dann
tut es weh, oder wenn ich etwas entscheide, sind die Konsequenzen
möglicherweise fatal. Ich habe den Hang, mich falsch zu entscheiden, glaube ich."
„Auweia", sage ich, „Das sind aber nicht so schöne Erkenntnisse,
oder? Warum denkst du, musste das so kommen?"
„Ich frage mich auch, warum mein Vater mich nicht gewarnt hat.

Er hätte doch etwas sagen können, das hätte mir viele Schmerzen erspart."

„Warum, glaubst du, hat er das nicht getan?"

„Ich weiß es nicht wirklich, aber so wie ich ihn kenne, hat er versucht, mir etwas beizubringen. Er ist kein besonders guter Pädagoge, aber ein toller Elektriker. Vermutlich sollte ich lernen, nicht alles anzufassen, damit mir nichts geschieht. Na toll. Damit mir nichts geschieht, muss mir etwas geschehen. Ich sage es ja, kein Pädagoge eben."

„Wie geht es dir denn jetzt?", möchte ich wissen.

„Ich fühle mich ziemlich schlecht. Ich befinde mich in einem Teufelskreis. Immer wenn ich etwas unternehme, geht es schief. Dann kann ich also nur nichts unternehmen und dann bekomme ich auch nicht das, was ich möchte."

„Du meinst also, es ist eigentlich egal, was du machst, weil das Ergebnis sowieso feststeht?"

„Ja, genau, ich bin immer der Loser, ob ich was mache oder nicht. So wie mit den Mädchen auch oder mit dem Bobby Car. Entscheidungen sind für mich katastrophal."

„Ja, das ist schlimm, wenn man keinen Einfluss auf die Dinge hat, oder nicht?"

„Ja, absolut, aber mir kommt gerade ein Gedanke. Hm... Manchmal kommt es mir so vor, als ob ich das mit Absicht mache."

„Mit Absicht? Was genau meinst du damit?"

„Na, wenn ich mich ordentlich dumm anstelle oder nichts entscheide, sodass es andere für mich tun, dann bin ich in Sicherheit."

„In Sicherheit? Wie meinst du das?"

„Ist doch klar. Wenn ich eine Entscheidung träfe, egal ob für das eine oder das andere, wüsste ich doch niemals ob es das Richtige sein würde. Also bin ich ,unsicher'. Wenn ich nichts dergleichen entscheide, weiß ich, was rauskommt. Es ist zwar nicht das, was ich möchte, aber wenigstens ist es ‚sicher'. Das Schlimmste für mich ist tatsächlich die Unsicherheit, nicht zu wissen, was herauskommen wird, wenn ich Entscheidungen treffe. So nehme ich als Notausgang sozusagen eine bekannte Strategie, ‚das Scheitern', in Kauf. So wird alles kalkulierbar und greifbar. Das Ergebnis ist zwar schlecht, aber greifbar. Somit gibt es keinen Grund mehr zur Aufregung."

„Okay, ich verstehe. Ist das denn jetzt für dich in Ordnung, so wie es ist, oder sollten wir nicht doch lieber noch etwas verändern?"

„Natürlich möchte ich weiter daran arbeiten und es verändern. Dieses Ausgebranntsein ist extrem unangenehm."

„Gut, dann stell dir einmal eine Person vor, von der du überzeugt bist, dass sie der optimale Ratgeber für dich sein kann. Wer wäre das?"

„Mein Professor von der Uni. Der hat echt was drauf."

„Sehr schön, dann kannst du nun sein Unterbewusstsein befragen, was du mit all den Informationen des heutigen Tages anfangen sollst und wie du etwas in deinem Leben verändern kannst. Lade ihn einfach mental hierher ein. Du wirst sehen, dass er bald da sein wird."

Einen kurzen Moment später sagt Sven: „Da ist er. Hallo, Herr Professor."

Nachdem Sven ihm die ganze Geschichte erzählt hat, bitte ich ihn, den Professor nun um seine Einschätzung der Dinge zu befragen.

„Der Professor meint, ich könne mir etwas zutrauen. Und selbst wenn einmal etwas danebenginge, wäre es vermutlich nicht so schlimm. Er selbst habe in seinem Leben so viele Dinge ausprobiert und nicht alle waren perfekt. Im Gegenteil, das meiste lernte er durch die Dinge, die nicht so optimal liefen. Oh Mann, jetzt klingelt es in meinem Kopf."

„Ja?"

„Und wie, ich muss doch etwas ausprobieren, sonst kann auch nichts klappen und nichts wird sich jemals verändern können. Ich muss einfach etwas ausprobieren, dann kann auch etwas funktionieren."

„Wie geht es dir denn jetzt? Und wie geht es dem kleinen Sven auf der Baustelle?"

„Mir geht es viel besser! Dem kleinen Sven noch nicht so."

„Was bräuchte er denn?"

„Er braucht Sicherheit, so wie ich heute auch immer, einfach Sicherheit."

„Woher kann die kommen?"

„Ich müsste nochmal mit meinem Vater auf der Baustelle sprechen. Ich muss ihm sagen, dass dieses Erlebnis schlimme Folgen für mich hatte."

„Dann mach das doch mal... Wie reagiert er darauf, wenn du es ihm sagst?"

„Er ist betroffen und wollte genau das Gegenteil erzeugen. Er wollte, dass ich mir klar werde über die Dinge, die ich tun möchte, um sie dann ganz bewusst und aufmerksam zu machen."

„Oje, das hat nicht so gut geklappt, oder?", vermute ich.

„Ganz und gar nicht. Er hat es aber nur gut gemeint."

„Bestimmt hat er das. Was hättest du auf dieser Baustelle denn vielleicht statt der Bohrmaschine erkunden können, um deine Neugier zu befriedigen?"

„Da sind jede Menge Schalter an den Wänden. Ich könnte in der Zwischenzeit mit den Lichtschaltern spielen und nachsehen, ob alles funktioniert."

„Okay, wenn du das tust, was verändert sich für dich?"

„Ich mache keine schlechte Erfahrung. Alles ist gut. Der Druck aus Rücken und Brust verschwindet langsam."

„Ist das nicht spannend, wie alles zusammenhängt? Wollen wir noch einmal an die Kellertreppe, um zu sehen, ob sich hier auch etwas Neues ergibt?"

„Gerne. Also ich stehe jetzt wieder da. Und… ich möchte schaukeln. Und schon setze ich mich darauf und los geht's. Es war gar nicht schlimm. Ich entwickle gerade ein Gefühl der Sicherheit in mir. Vertrauen und Sicherheit. Ich lerne spielerisch leicht, meinen Entscheidungen zu vertrauen."

„Ist dir aufgefallen, was du gerade gesagt hast?"

„Äh, nein."

„Du erzählst mir gerade, wie leicht und spielerisch du etwas lernen kannst. War nicht ein Teil deines inneren Konfliktes deine Unfähigkeit zu lernen? Und nun?"

„Du hast recht. Ich kann etwas lernen. Das macht sogar Spaß. Ich brenne darauf, neue Sachen zu entdecken und zu lernen."

„Soso, auch das klingt sehr, sehr interessant."

„Bitte?"

„Wenn du nun einmal deinen Fokus auf das Wort brennen richtest und mal hineinspürst, was es mit dir macht oder welche Zusammenhänge es gibt, was fällt dir auf?"

„Hm, was fällt mir auf? Ich brenne jetzt für Neues und für das Lernen, das ist schon mal klar. Mit einigen Entscheidungen habe ich mir schon die Finger verbrannt."

„Wie mit dem Bohrer?"

„Genau, wie mit dem Bohrer. Aber da ist noch etwas…"

„Ja?"

„Es liegt mir auf der Zunge…"

„Soll ich dir helfen?"

„Bitte!"

„Warum bist du heute hier erschienen?"

„Weil ich nicht lernen kann und unkonzentriert bin. Ich war immer müde. Alle sagten ich hätte Burn-out."

„Burn-out? … Burn-out?"

„Oh Gott, ja klar, burn heißt doch brennen. Durch das Verbrennen der Finger hat sich das Ganze immer weiter gesteigert... Was sollte ich sonst bekommen, wenn keinen Burn-out?"

„Spannend, oder? Und nun brennst du für etwas? Ist das ein Unterschied?"

„Ja, ein kapitaler Unterschied sogar. Jetzt habe ich keine Angst mehr. Meine Anspannung verschwindet. Sie weicht jetzt einer positiven Erwartung und fühlt sich an wie Neugier. Lernen kann Spaß machen und leicht sein."

Sven ist sichtlich beseelt von seinen Erkenntnissen und meint lächelnd: „Morgen in der Uni gehe ich etwas kopieren. Ich freue mich darauf!"

Oft sind es tatsächlich Kleinigkeiten, die ihre maximale Wirkung im Laufe der Jahre entfalten.

Wie unscheinbar solche Ursachensituationen tatsächlich sein können, verdeutlicht die nächste Geschichte.

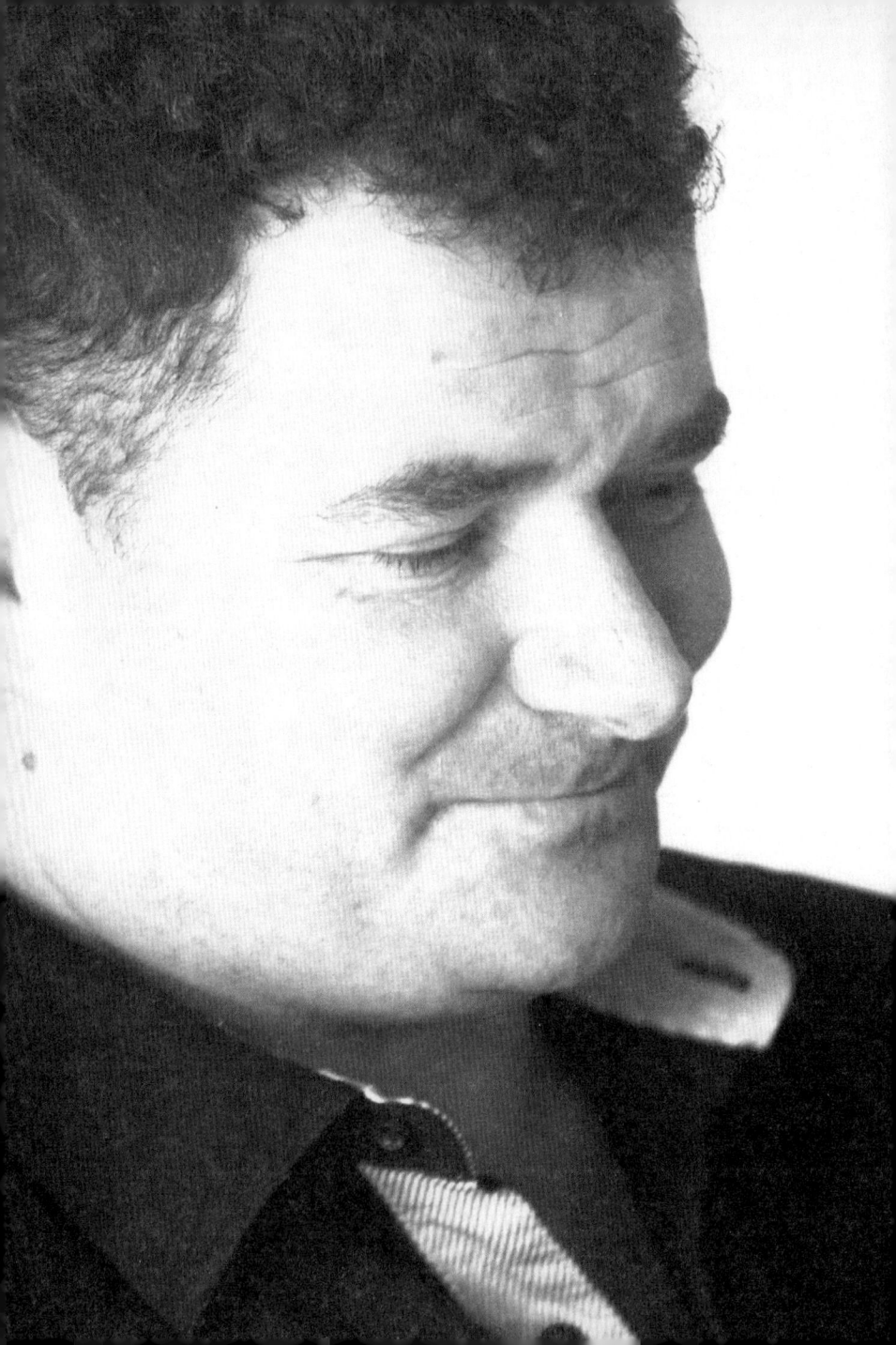

Kapitel 14

Sonja: Ich kann meiner Wahrnehmung nicht vertrauen

Sonja, knapp 22 Jahre alt, erscheint auf Empfehlung ihres Vaters, der bei uns schon einige Ausbildungen absolviert hat, in unserer Praxis. Sie ist eine junge, hübsche Frau, die in ihrem Studium, Medien und Kommunikation, voll aufgeht. Es fällt ihr schwer, in unserem Vorgespräch ihr Problem zu benennen. Es sei einfach irgendwie diffus und mehr ein Gefühl als alles andere.

Sie beginnt zu erzählen, dass immer, wenn sie der Meinung ist, eine Situation einschätzen zu können, ihre Umwelt eine gegenteilige Wahrnehmung äußert. Diese Tatsache macht sie zunehmend konfuser und nagt ganz deutlich an ihrem Selbstvertrauen.

Nachdem sie durch ihren Vater bereits mehrmals hypnotisiert wurde, kam sie ohne jegliche falsche Erwartungshaltung und sozusagen bestens vorbereitet zum heutigen Termin.

Nach einer kurzen Einstimmungsphase leite ich die Trance ein und versetze Sonja in den Kontakt mit ihren Ressourcen. Sie erzählt von ihrer wunderbaren Familie. Die Eltern lieben sie und ihre jüngere Schwester abgöttisch und versuchen, ihnen jeden Wunsch von den Augen abzulesen. Der Umgang untereinander ist äußerst liebevoll und die Verhältnisse sind, wie man so schön sagt, geordnet.

Die Familie als Ressource, als Kraftquelle und als sicherer Hafen – all das passt hervorragend zu ihren umfassenden Erzählungen ihrer glücklichen Kindheit.

Nun, wird man sich fragen, wie kann denn hier in einer solchen Musterfamilie überhaupt etwas zum Problem werden?

Der Teufel steckt mal wieder im Detail.

Sonja reist bereits nach wenigen Augenblicken zurück in ihre Kindergartenzeit.

Sie beschreibt diese Zeit als sehr schön und behütet. Sie ist dort gut sozial integriert, hat tolle Freunde und eine aufmerksame Erzieherin, die ihren Beruf mit ihrer ganzen Liebe ausübt. Jeden Tag wird hier geturnt, gebastelt oder gesungen. Das Repertoire der Kindergruppe ist üppig, lehrreich und unterhaltsam - kurzum alles, was Kinder gerne erleben und was Eltern sich für ihre Kinder wünschen.

Doch eines Tages ereignete sich Folgendes:

Die kleine Sonja hatte sich mit Papier und Buntstiften in die Malecke der Igel-Gruppe zurückgezogen. Sie liebt es zu malen und der Umgang mit Farben bereitet ihr große Freude.

Als sie ihr heutiges Kunstwerk betrachtet, stellt sie fest, dass sie schon mal schöner gemalt hat. Es gefällt ihr einfach nicht.

Darum versucht sie zu retten, was zu retten ist, nimmt sich andere Stifte und neue Farben und übermalt die erste Version.

Versuch um Versuch „verschlimmbessert" sie dadurch ihr Gemälde.

Aus den schönen, bunten Farben wird schon bald ein Haufen unterschiedlicher Braun- und Grautöne.

Sie findet ihr Bild einfach furchtbar. Voller Verzweiflung geht sie zu ihrer Erzieherin und möchte von ihrem Missgeschick berichten, als diese zu ihr sagt „Oh, Sonja, das sieht ja toll aus. Da hast du dir aber richtig Mühe gegeben. Soll ich das für dich aufhängen?"

Sonja traut ihren Ohren nicht. „Das darf doch wohl nicht wahr sein. Welches Bild sieht die sich denn gerade an? Sieht sie nicht, wie fürchterlich misslungen das alles ist?"

„Wie geht es dir, Sonja?"

„Ich bin wütend. Nicht nur, dass sie mein abscheuliches Bild auch noch schön findet. Ich habe sogar das Gefühl, dass sie mich nicht richtig ernst nimmt. Das könnte ich doch erwarten, oder etwa nicht?"

„Doch ganz bestimmt sogar, wie geht es denn weiter?"

„Ich werde von Mama abgeholt. Das Beweisstück befindet sich in meiner Kindergartentasche. Nach dem Mittagessen werde ich es ihr zeigen. Bei meiner Mutter bin ich mir sicher, dass sie mich versteht. Es gibt Spaghetti. Die mag ich sehr gerne und Mama macht sowieso die weltbesten Spaghetti. Nun kann ich mein Bild aus der Tasche holen und ihr zeigen. ‚Schau mal, Mama, was ich gemalt habe, ist es nicht...' – ‚Wunderbar mein Schätzchen, das ist es...' Sie hat mich nicht einmal ausreden lassen."

„Okay und dann?"

„Das lasse ich so natürlich nicht stehen und sage zu ihr, dass es viel zu dunkel geworden ist. Aus einer kleinen Unachtsamkeit, die ich ausbessern wollte, entstand auf einmal plötzlich ein ganz anderes Bild als das, das ich malen wollte. Und nun lobt sie mich auch noch – für etwas, das kein Lob verdient. Auch sie nimmt mich nicht ernst und hört mir nicht achtsam zu. Sie sind alle so gemein zu mir heute. Dann sage ich ihr, dass ich es wirklich hässlich finde. Mama antwortet nur, dass sie es gar nicht so schlimm findet, im Gegenteil, sie mag es sogar. Jetzt bin ich traurig. Traurig und verunsichert."

„Das kann ich mir sehr gut vorstellen. Ich frage mich gerade, was diese Geschichte mit dem Grund deines Besuches zu tun haben könnte. Stell dir doch bitte einmal vor, du könntest nun wie bei einem Bilderrätsel drei Bilder nebeneinanderstellen und vergleichen. Die Situation mit der Erzieherin, mit der Mutter und deine jetzige Situation. Wo gibt es denn hier vielleicht größere Unterschiede oder auffallende Gemeinsamkeiten?"

„Hm... Mir fällt auf, dass hier jemand echt alles gibt, also ich meine sein Möglichstes versucht und dass das Ergebnis beim Malen nicht das gewünschte war. Dann sehe ich zwei erwachsene Frauen, die ein Kind belügen, ihm vorgaukeln, es habe etwas Tolles gemalt, obwohl sie es selber hässlich finden. Es gibt so dermaßen unterschiedliche Wahrnehmungen. Das Kind kennt sich nun nicht mehr aus. Es macht etwas schlecht, was es gar nicht als schlimm empfindet, wird jedoch dafür in den höchsten Tönen gelobt. Kein Wunder, dass ich heute nicht mehr auf meine Wahrnehmung vertraue. Was ich schlecht finde, wird gelobt, was ich wichtig finde, ist unwichtig, alles ist anders herum, als ich denke. Das macht mich verrückt."

„Wenn ich dich also richtig verstanden habe, Sonja, dann hast du in den beiden Augenblicken mit dem gemalten Bild hier den Grundstein für dein Programm, dein Unglücklichsein, gelegt?"

„Genauso ist es."

„Wenn du das jetzt gesehen hast, geht es dir schon besser oder brauchst du noch neue Impulse?"

„Ich verstehe es jetzt zwar, aber leider geht es mir noch nicht besser, wir sollten weitermachen."

„Sehr gerne, Sonja. Was hätte die kleine Sonja denn damals am dringendsten gebraucht?"

„Jemanden, der sie ernst nimmt, der ihr zuhört, der ihren Kummer nicht als Bagatelle abkanzelt, sondern für sie und ihre Gefühle da ist."

Ich erwidere: „Sehr gut, dann brauchen wir also jetzt jemanden, der wirklich nachvollziehen kann, wie es der kleinen Sonja geht. Wie wäre es denn, wenn die große Sonja von heute dort hinginge? Was würdest du tun, wenn du die Kleine so sehen würdest?"

„Ich würde sie zuerst mal auf meinen Schoß setzen und fragen, was sie belastet. Dann braucht sie Zeit, um zu erzählen, die gebe ich ihr natürlich gerne."

„Wie reagiert die kleine Sonja?"

„Sie fühlt sich ernst genommen und gehört, das tut ihr gut."

„Und dann, was braucht die Kleine denn noch?“, möchte ich wissen.

„Ihr würde es helfen, wenn jemand mit ihr zur Erzieherin ginge, um den Sachverhalt zu erläutern. Einem Erwachsenen erginge es sicherlich anders als mir damals. Also nehme ich die Kleine nun an die Hand und gehe zur Kindergärtnerin. Wir erzählen ihr in aller Ernsthaftigkeit unser Dilemma.“

„Wie reagiert sie?“

„Sie möchte eigentlich schon wieder trösten. Ich habe das Gefühl, es ist ihr sogar unangenehm, darüber zu sprechen.“

„Unangenehm? Frag sie doch mal, warum sie sich so verhält?“

„Gute Idee! Das mache ich jetzt.“

„Und was sagt sie?“

„Sie möchte mich schützen, sie meint es gut mit mir und denkt, Kritik kommt noch früh genug in mein Leben. Daher versucht sie, mich vom Gegenteil zu überzeugen oder zumindest mein Gefühl abzuschwächen.“

„Okay, sie möchte dich schützen und das Gefühl abschwächen, aber was wäre denn geschehen, wenn sie gewusst hätte, was sie bei dir auslöst?“

„Oje“, entfährt es Sonja, „dann hätte sie es niemals so gemacht. Ihr war die Bedeutung ihres Versuches, mich zu trösten, nicht bewusst. Sonst hätte sie mit mir anders gesprochen. Ganz sicher.“

„Geht es dir nun besser?“

„Auf jeden Fall, aber da ist noch meine Mutter. Da war ja die gleiche Situation. Mit ihr möchte ich auch noch sprechen.“

„Dann mal los. Geh zu ihr hin und nimm die Kleine mit.“

„Ich sage ihr, dass es nett war, mich schützen zu wollen, aber für mich war es eher ein Anlügen. Das fühlte sich nicht gut an. Nun kann ich mein Bedürfnis äußern. Ich wünsche mir, Mama, dass du ehrlich zu mir bist. Wenn nicht du, wer denn sonst? Wem sollte ich sonst vertrauen können? Wie sollte ich Vertrauen erlernen, wenn es uns beiden nicht gelingt, über alles zu sprechen? Das war meiner Mutter ebenfalls nicht bewusst. Auch sie wollte nur helfen und die gesamte Aktion ging nach hinten los."

„Was geschieht weiter?"

„Nun nehmen wir, die große und die kleine Sonja, die Mama in den Arm. Sie hält uns ganz fest und bittet uns um Verzeihung. Ich drücke mich ganz fest an sie, um ihr zu verstehen zu geben, dass alles wieder gut ist. Mach dir keine Sorgen, Mama, ich habe dich lieb bis zum Himmel und zurück oder so als ob man bis 100 zählt. Das waren die Liebesmaßeinheiten meiner Kindheit", erklärt Sonja.

„Und weiter?"

„Jetzt sitzen sich die erwachsene Sonja und die Mutter gegenüber und sprechen sich aus. Die beiden sind sich sehr nah. Nun erkennt Sonja, dass sie sehr wohl in der Lage ist, Situationen einzuschätzen und zu bewerten. Aufgrund dieser Einschätzungen trifft sie Entscheidungen und vertraut ihrem Gespür für den richtigen Augenblick."

„Ist da noch Selbstzweifel?", frage ich, um möglicherweise zum Ende übergehen zu können.

„Nein, ich küsse meine Mutter und weiß, dass ich alles erreichen kann, was ich möchte. Ganz sicher. Ich vertraue mir."

Ich leite Sonja anschließend aus und sehe eine glückliche, geklärte Frau vor mir.

Ich liebe diesen Beruf.

Anhand dieser Geschichte möchten wir ausdrücken, dass es immer auf die Bewertung der Klienten ankommt, was schädlich ist oder auch nicht.

Wenn ich im ersten Kapitel dieses Buches beschrieben hätte, dass das Lob einer Kindergärtnerin und der Trost der liebenden Mutter ein gravierendes Problem verursachen können, hätte uns vermutlich niemand folgen können.

Nun aber werden die Bewältigungsstrategien unseres Systems und unsere menschliche Art Verknüpfungen zu erzeugen deutlicher. Es muss also nichts objektiv Schlimmes sein, das den Konflikt oder das fehlerhafte Programm verursacht. Es reicht vollkommen, wenn es subjektiv belastend ist. Die Belastungsgrenzen von uns Menschen sind so individuell, dass die Wahrheit immer im Auge der Person liegt, die sie tatsächlich erlebt hat. Wie kann ein anderer wissen, was für dich schlimm ist? Wie können wir sagen „Stell dich nicht so an, das tut doch gar nicht weh" oder ähnliche Aussagen treffen? Diese Thesen stellen lediglich „Projektionen" dar und haben mit der Realität des Erlebten manchmal nicht das Geringste zu tun.

Wie schon mehrfach erläutert, versuchen wir bei der Behandlung von Neurosen, also Erkrankungen wie Angststörungen, bestimmten Formen der Depressionen, aber auch bei allgemeinen Lebensthemen, die Ursprungssituation in der Kindheit aufzuspüren und zu verarbeiten beziehungsweise zu verändern. Doch auch hier sind Respekt und Achtsamkeit gefragt. Wenn wir mit dem Unterbewusstsein arbeiten, dann sind alle erdenklichen Schritte, die wir machen wollen, von der Schrittlänge des Klienten abhängig. Wie bedenklich es ist, den Behandelnden zu überfordern, nur weil wir uns etwas in den Kopf gesetzt haben, haben wir schon im Fall Barbara beschrieben. In manchen Sitzungen lassen Klienten zunächst nur das Erreichen der Auslösesituation zu und bekommen dann aufgrund von Abwehrmechanismen keine weiteren verwertbaren Informationen. Ist das schlimm?

Nein, auf keinen Fall! Denn wir erinnern uns: Abwehrmechanismus ist ein Begriff der Psychoanalyse und beschreibt eine meist unbewusste Strategie, im Konflikt stehende eigene Bedürfnisse und Reize aus dem Umfeld zu bewältigen. Genau betrachtet sind sie also zunächst einmal funktionierende Ressourcen – nicht optimal, aber zielführend. Wenn ich nun darauf drängen würde, auf Teufel komm raus in die Ursachensituation vorzudringen, um einen funktionierenden Abwehrmechanismus auszuhebeln, dann wäre der Klient unter Umständen schutzlos seinem Konflikt ausgeliefert. Die bestmögliche Idee, die er zur Lösung seines Konfliktes hatte, war vielleicht die Entstehung eines Abwehrmechanismus oder einer anderen Erkrankung.

Wir sind in der Lage, wenn Verstand und Unterbewusstsein in der richtigen Kooperationsvoraussetzung zusammenwirken, zu erkennen, dass Abwehrmechanismen überflüssig werden. Im richtigen Augenblick und im passenden Setting können Konflikte bewältigt statt verwaltet werden und so entstünde folglich die gewünschte dauerhafte Veränderung im Klienten. Aber bis dahin sind die Abwehrmechanismen sinn- und wertvoll.

Solange sie nützlich und notwendig sind, passen wir unsere Schrittlänge und Geschwindigkeit dem Klienten an, was so viel heißt wie, wenn wir erst den Auslöser verarbeiten müssen, um weiterzukommen, dann ist das völlig in Ordnung.

Das Prozedere gleicht dann ein wenig einer „Schnitzeljagd". Erst wenn ein Teil gefunden oder ein Rätsel gelöst ist, geht es weiter zum nächsten Kontrollpunkt. Und wer schon mal bei einer Schnitzeljagd dabei war, wird zustimmen. Einen anderen Weg gibt es einfach nicht.

Es kann sogar passieren, dass es dem Klienten nach behandelter Auslösesituation schon so gut geht, dass er eine Weiterbehandlung als nicht nötig erachtet.

Wie geht man damit um?

Hier liegt für manchen Therapeuten eine kleine Schwierigkeit versteckt. Wenn man doch schon weiß, dass es dem Klienten gut täte und es viel besser wäre, wenn er noch dorthin ginge, warum also nicht darauf insistieren, die Entstehungssituation nicht doch noch aufzuspüren? Die Antwort liegt in der Belastbarkeit des Klienten. Diese Abwehrmechanismen gibt es nicht nur zum Spaß. Sie erfüllen einen Zweck und wenn das Unterbewusstsein nicht kooperieren möchte, dann braucht es wahrscheinlich diesen Schutz noch so lange, bis eine neue Ressource entstanden ist.

Selbstverständlich können wir mit dem Klienten gemeinsam diese Ressourcen hervorrufen, wachsen lassen und integrieren, aber dies benötigt einfach manchmal Zeit. Das kann bedeuten, dass die Bearbeitung der Ursache einfach vertagt werden sollte, bis die Ampel auf „Grün" wechselt.

Wie sieht so etwas in der Praxis aus?

Zum Beispiel wie im nächsten Fall!

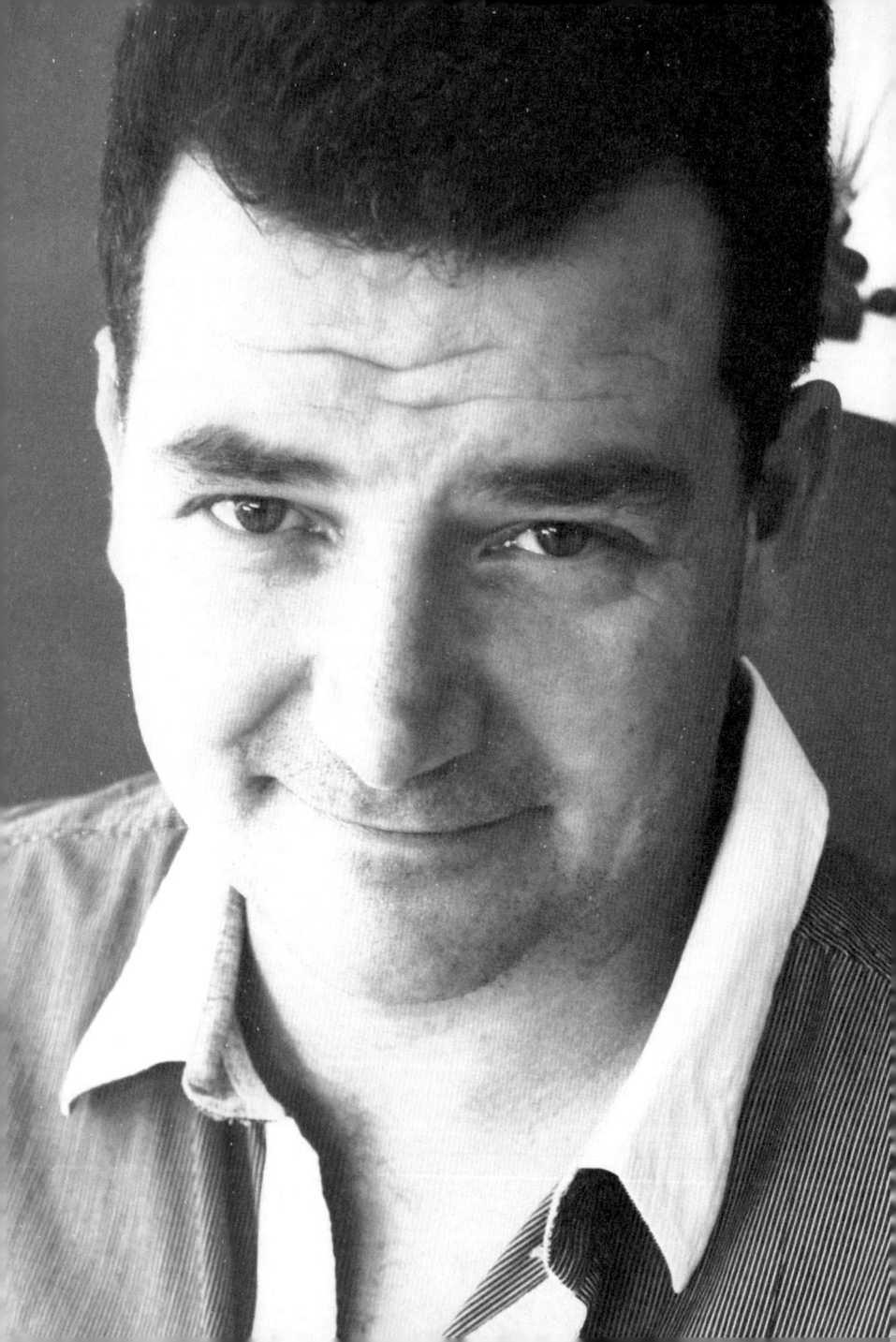

Kapitel 15

Christiane: Die Klaustrophobie

Dieses Störungsbild gilt als spezifische Angststörung, die in Bezug auf geschlossene Räume auftritt. Man bezeichnet sie als sogenannte Raumangst. Der Betroffene gerät in Panik, wenn er sich in engen Räumen aufhalten muss, manchmal reicht sogar schon der Gedanke an die Enge aus.

Schätzungen zufolge sind fünf bis sieben Prozent der Bevölkerung betroffen.

Christiane gehört zu dieser Patientengruppe. Als sie bei uns in der Praxis eintrifft, hat sie bereits eine wahre Therapieodyssee hinter sich, aber leider kann sie noch immer keinen Weg für sich entdecken, wie sie mit abgeschlossenen Räumen umgehen kann.

Als besonders gestresst beschreibt sie sich, wenn sie Auto fahren muss, das heißt, zumindest als Beifahrerin. Situationen, in denen der Raum eng, verschlossen und man selbst nicht in einer Kontrollposition ist, lösen bei ihr Panikzustände aus.

Sie erzählt von den Konflikten, die daraufhin mit ihrem Mann entstehen, wenn sie kaum ins Auto einsteigen kann. Er sei kein Raser, dennoch sei es eine riesige Überwindung, sich ihm anzuvertrauen. Wenn sich noch eine weitere Person im Auto befindet, geht bereits gar nichts mehr. Sie kann nicht einsteigen, geschweige denn mitfahren. Würde sie das Fahrzeug selbst steuern, wäre es ein wenig leichter, aber unbelastet wäre es noch immer nicht.

Bei Angstpatienten geben wir in unserer Praxis viel Energie in die Convincer, um ein möglichst stabiles Sicherheits- und Vertrauensgebäude zu errichten. Erst als Christiane wirklich fühlen kann, wie groß ihr Einfluss auf die Behandlung sein wird, beginnen wir den eigentlichen Hypnoseteil der Behandlung.

Aufgrund der extrem hohen Anspannung versuche ich, die Klientin zunächst einmal in einen entspannteren Zustand zu führen. Ich lade sie ein, in einen für sie angenehmen und relaxten Moment ihres Lebens einzutauchen und ihn zu schildern. Dabei sei es völlig egal, welche Bilder ihr in den Sinn kämen – einfach entspannt entstehen lassen ist das Ziel.

Nach einigen Sekunden ist eine deutliche Veränderung in Christianes Gesicht zu erkennen.

„Ich habe den Eindruck, es geschieht gerade etwas, kann das sein?", bringe ich meine Beobachtung in den Raum. „Möchtest du beschreiben, was du wahrnimmst?"

„Es ist nur so ein Gefühl gerade... Die Enge des Raumes löst sich auf..."

„Okay, sehr schön, weiter bitte, was ist da noch?"

„Es wird noch weiter... Ich fühle mich frei..."

„Wenn du dieses Gefühl näher betrachten könntest, wäre es mehr ein Gefühl, das man drinnen hat oder eher draußen?"

„Es fühlt sich nach einer Wahrnehmung draußen an... wie in der Natur."

„In der Natur?"

„Ja, wie auf einer großen Wiese, mit Blumen. Da kommen immer mehr Farben hinzu. Die Blumen sind wunderschön. Da etwas weiter hinten ist, glaube ich, noch ein Bächlein, das sanft vor sich hin plätschert. Alles ist ruhig und so friedlich. Ich bin gerne hier, ich erkenne diesen Ort jetzt wieder. Es ist die Wiese vor dem Haus meiner Großeltern. Hier ist alles weit und frei."

„Weit und frei. Das klingt toll. Ist hier noch etwas Besonderes neben der Freiheit und der Weite, das erwähnenswert wäre?"

„Ich denke nicht. Alles, was ich hier so als schön empfinde, ist, dass ich so frei entscheiden kann. Keiner schreibt mir vor, was zu tun ist. Ich höre einfach auf meine innere Stimme, die mir zuflüstert, was ich jetzt tun sollte - zum Bach gehen, um zu spielen beispielsweise, oder mich in die Wiese legen, um Wolkenformen zu entdecken. Ich bin sehr bei mir. Das fühlt sich wunderbar an."

„Ist das ein Gefühl, das du gerne öfter hättest?"

„Auf jeden Fall. Das wäre ein Traum, wenn das ginge."

„Okay, Christiane, wo fühlst du diese Freiheit in deinem Körper?"

„In meiner Brust."

„Sehr gut, dann lege jetzt deine linke Hand mal auf genau diese Stelle an deiner Brust. Und nun verbinden wir dein Gefühl von Freiheit und Weite mit dieser Berührung.

Wann immer du das Gefühl hast, dass du diese Weite und diese Freiheit gut gebrauchen könntest, legst du deine Hand kurz auf diese Stelle und sofort wird diese Weite wieder gefühlte Realität für dich sein. Egal wo, egal wann... Du allein kontrollierst diese Freiheit. Okay?"

„Okay."

„Wie gut das funktioniert, zeige ich dir jetzt. Bitte denke mal kurz an eine Situation in einem Auto. Du möchtest einsteigen, doch da sitzen schon drei Personen darin."

„Unmöglich, keine Chance, da kriegen mich keine zehn Pferde hinein."

„Sehr gut. Stell es dir richtig vor... und nun lege die Hand auf deine Brust und tauche in das Gefühl der Freiheit ein. Tauche ganz ein. Und wenn diese Weite dich gleich erfüllt, kannst du einsteigen, du wirst sehen..."

Sie legt ihre Hand auf die Brust und wartet einen Moment ab. Zunächst sind ihre Gesichtsmuskeln noch angespannt bei dem Gedanken an die potenziell bevorstehende Autofahrt, doch dann beginnt der hypnotische Anker zu wirken und verursacht mentale und körperliche Entspannung bei Christiane.

„Wie fühlt sich das jetzt für dich an?"

Sie bestätigt, dass es schon sehr viel besser sei. Immer noch nicht schön, aber zumindest sehr viel besser.

Das beruhigt mich, denn diesen Zustand schon vor der Analyse vollständig etablieren zu können, ist nicht immer selbstverständlich. „Wollen wir jetzt weitergehen?", frage ich, um sie auf das Verlassen ihrer Wiese vorzubereiten.

„Ja, wir können."

„Gut, dann bitte beschreibe mir das Gefühl, wenn du in ein Auto steigen möchtest."

„Oh Gott, mir wird übel. Alles dreht sich um mich. Ich bekomme Herzrasen."

Ich unterbreche Christiane kurz, um zu zeigen, dass ich ganz bei ihr bin.

„Ist das alles in Ordnung für dich? Du weißt, dass wir jederzeit aussteigen könnten, wenn es nicht mehr auszuhalten ist."

„Ja, ich weiß. Danke, dass du es nochmal sagst, aber hier geschieht gerade etwas Unerwartetes in mir."

„Ja?"

„Ja, als du sagtest, ich könne aussteigen, hat sich mein gesamter Körper verkrampft. Das ist exakt das Gefühl, das mich panisch werden lässt: nicht aussteigen zu können, keine Kontrolle zu haben. Ich kann da nicht raus... Ich habe Angst... Todesangst."

„Okay, du machst das fantastisch, Christiane. Je intensiver du hineingehst, desto schneller ist es nun vorbei. Beschreibe mir die Situation, in der du dich gerade befindest. Was löst dieses Gefühl in dir aus? Nimm dir die Zeit, die du brauchst, bis der Moment dich findet – so wie vorhin mit deiner Wiese. Erzähle einfach weiter, wenn sich etwas verändert."

Wenige Augenblicke später beginnt sie zu sprechen.

„Es ist so laut. Viele Menschen um mich herum. Überall Menschen. Es riecht nach Schweiß und Alkohol. Ich höre eine Sirene ertönen...

Dann höre ich eine Stimme: ‚Letzte Chance, letzte Gelegenheit, steigen Sie zu, steigen Sie ein. Jetzt geht es gleich wieder rund! Spaß haben, dabei sein...‘ Ich bin auf dem Rummel. Ich hasse den Rummel übrigens."

„Ein Volksfest?"

„Ja, ich muss so dreizehn Jahre alt sein, ungefähr. Ich bin mit meinen Schulkameraden hier. Heute ist Kindertag, alles ist vergünstigt. Meine Mitschüler wollen in so ein beknacktes Hopser-Ding. Ich soll mit. Das ist ja überhaupt nichts für mich, denn ich habe Angst, dass mir übel wird. Oh, was mache ich denn da überhaupt? Das nennt man wohl Gruppenzwang."

„Du lässt dich überreden einzusteigen?"

„Ja, ich erinnere mich. Schon lange habe ich nicht mehr daran gedacht. Ich bin eingestiegen. Nachdem ich mich hineingesetzt habe, versuche ich wie alle anderen auch, mich mit dem großen Bügel anzuschnallen und zu sichern. Mir ist ganz mulmig zumute, aber ich möchte mir keine Blöße geben. Nichts werden die merken, gar nichts..."

„Und dann?"

„Wieder ertönt die Sirene, gefolgt von der reißerischen Aufforderung mitzufahren. ‚Steigen Sie ein, steigen Sie zu... Wer nur zusieht, ist ne lahme...‘ Wieder ertönt die Sirene und verschluckt, vermutlich absichtlich, das letzte Wort. Nun höre ich das Klicken des Sicherungsbügels neben mir – meiner jedoch... klickt nicht. Nicht so schlimm, denke ich mir. Gleich kommt der ‚junge Mann zum Mitreisen gesucht‘ vorbei und regelt das für mich. Ah, da kommt er schon. Er kontrolliert Bügel um Bügel, Reihe um Reihe, allerdings hat er nur eine Hand frei. In der anderen trägt er eine halbvolle Flasche Bier. Er wird schon wissen, was er tut, hoffe ich. In mir sperrt sich alles und sagt ‚steig aus, schnell‘, doch ich höre nicht auf meine Intuition. Meine innere Stimme hatte vorher schon gesagt

‚steig gar nicht ein' und nun schon wieder. Ich wollte vor den anderen nicht dumm dastehen und daher stieg ich ein...

Jetzt kommt er zu mir und schließt meinen Bügel ganz. Es hat nicht geklickt, wieder nicht... Ich rufe dem Mann hinterher, dass er bleiben muss, mein Bügel ist offen. Halt! Er ist weg und schon setzt sich das Höllenteil hier in Bewegung. Es dreht sich immer schneller und springt auf und ab. Mein Bügel scheint zu halten, ich habe mir das alles nur eingebildet, doch dann zerschneidet ein ‚Zong' meine Entspannung.

Der Sicherheitsbügel ist offen.

Ich versuche, mich krampfhaft festzuhalten und schon nehme ich die Schreie des verängstigten Publikums wahr. ‚Stopp! Anhalten!', rufen sie, doch der junge Mann an der Steuerung flirtet gerade mit drei Dorfschönheiten, bis aufgebrachte Menschen ihn aufmerksam machen. Ich hänge wie ein Fähnchen im Wind an meinem Sitz, indem ich mich mit aller Kraft versuche festzuklammern.

Es wird langsamer... Ich bleibe stehen. Geschafft. Vor lauter Aufregung fehlen mir die Worte. Geräuschlos rinnen verzweifelte Tränen hinunter."

„Ich bin echt sprachlos", gebe ich zu verstehen. „Das muss fürchterlich für dich gewesen sein."

„Ich hatte Todesangst."

„Kommt dir dieses Gefühl bekannt vor?"

„Das ist das gleiche Gefühl wie in der Enge eines Autos."

„Du erkennst also die Parallelen?"

„Ja, es ist offensichtlich. Das ist exakt das Gefühl, das mich jedes Mal quält. Als ich heute mit dem Taxi zu euch fuhr, war es genauso. Ich musste mich im Wagen nach rechts hinten setzen, der Beifahrersitz muss frei sein und ganz nach vorne geschoben werden. Die Fahrer denken immer, ich bin nicht ganz dicht. Es ist furchtbar. So zu reisen ist kein Vergnügen, für meinen Mann auch nicht."

„Ja, das glaube ich gerne. Wenn du noch einmal an den Rummel denkst... Wie würdest du dein Gefühl beschreiben?"

„Da ist die Todesangst, klar. Aber da sind noch andere Gefühle. Ich bin wütend. Diese Männer tragen Verantwortung für die Besucher. Man vertraut ihnen und sie trinken Bier und sind unaufmerksam. Das macht mich echt böse. Und außerdem bin ich auch auf mich wütend. Ich habe nicht auf mich gehört und dann habe ich die Quittung dafür bekommen. Wie kann man nur so doof sein. Falsch! Wie kann ich nur so doof sein."

Christiane redet sich nun ein wenig in Rage. Man kann die Energie nun förmlich greifen.

„Was möchtest du denn jetzt gerne tun, um deiner Wut Ausdruck zu verleihen?"

„Ich möchte mir die Karuselltypen zur Brust nehmen."

„Dann mach das mal! Weißt du schon wie?"

„Ja, ich könnte sie auf meine Wiese bringen. Dort ist die Enge so weit weg."

„Erzähle, was passiert", bitte ich sie.

Es dauert nur wenige Sekunden. Christiane scheint sich sichtbar aufzurichten. Ihre Muskulatur ist angespannt, wirkt aber nicht verspannt.

„Da sind der Typ mit der Bierflasche und der Mann von der Kasse. Sie wirken so klein! Sie stehen da wie begossene Pudel, als ob sie wissen, was auf sie zukommt."

„Sehr gut. Dann nutze die Gelegenheit einmal, alles Aufgestaute auszusprechen."

„Ich fühle mich wie ein Richter in einer Verhandlung. Sie sind angeklagt, unverantwortlich und leichtsinnig gehandelt zu haben. Sie sind verantwortlich für ganz viel Leid und Qual. Vielleicht bin ich doch kein Richter, eher wie ein Kläger. Das fühlt sich richtig gut an. Die beiden sehen immer noch sehr betroffen aus, aber durch das

Aussprechen der Anklage verlieren sie in meinem Gefühl ihren Schrecken. Ihre Macht über mich schwindet, aber ich habe das Gefühl, dass das noch nicht eindrucksvoll genug ist. Da fehlt noch etwas."

„Was könnte das denn sein? Würde es dir helfen, wenn die beiden fühlen würden, was du fühltest? Wenn sie ganz tief erfahren würden, wie es dir ging, als deine Todesangst zu mehr wurde als nur einem abstrakten Begriff?"

„Genau so etwas brauche ich jetzt. Die beiden nehmen mir das noch nicht ernst genug."

„Dann nimm die beiden Kerle an der Hand und lass sie an deinen Gefühlen teilhaben, es wird ganz einfach sein."

„Dann mache ich das jetzt mal. Nun verändert sich etwas. Die beiden schämen sich. Sie können fühlen, was sie mir durch ihre Unachtsamkeit angetan haben. Die beiden sehen zu Boden und schämen sich wirklich. Der eine hebt seinen Kopf und versucht, in meine Augen zu sehen. Er kann den Blick kaum ertragen. Nun spricht er zu mir: ‚Ich weiß, dass nichts mein Verhalten entschuldigen kann. Ich kann auch den Schreck und die Angst nicht mehr ungeschehen machen, aber eines kann ich sagen: Es war mir eine Lehre. Ich werde besser aufpassen und achtsamer sein. Es tut mir so leid.' Dann senkt er sein Haupt wieder zu Boden, während der andere zustimmend nickt."

„Okay, Christiane, wie geht es dir denn jetzt?"

„Jetzt ist es schon viel besser, viel leichter in meiner Brust. Gott sei Dank. Die beiden dürfen jetzt gehen. Sie haben ihre Lektion gelernt."

„Das haben sie. Und du? Hast du auch etwas gelernt?"

„Und ob", erwidert sie. „Ich habe gelernt, dass ich auf meine innere Stimme vertrauen kann. Ich werde besser auf mich achten und selbst bestimmen, was ich möchte und was nicht."

Den Ball greife ich gerne noch einmal auf: „So, wie wenn du bestimmst, in welches Fahrzeug du einsteigst oder wo du sitzen möchtest?"

„Ja, genau. Eigentlich kann ich das ja schon. Du hast recht. Das war mir so gar nicht ganz klar. Jetzt wird es deutlicher."

„Was bedeutet das denn?"

„Das heißt für mich, dass ich sehr wohl auf mich achten kann. Wenn ich es rechtzeitig tue, dann kann ich Krisen vermeiden anstatt zu verwalten."

„Großartig! Was heißt das genau?"

„Ich kann entscheiden, ob und mit wem ich fahren möchte. Dann habe ich auf mich geachtet und meine innere Stimme zu Wort kommen lassen. Somit kann ich auch überall einsteigen, sogar vorne neben dem Fahrer und egal, wer es ist."

„Sehr gut. Lass uns mal überprüfen, wie es sich anfühlen würde, wenn du vorne in einem Auto mitfahren würdest. Stell dir jetzt vor, du stehst neben einem Auto, in das du gleich einsteigen möchtest... Nimm wahr, wie es dir dabei geht...

Falls es noch nicht optimal sein sollte, könntest du jederzeit deinen hypnotischen Anker auslösen, vermutlich wird dies aber nicht erforderlich sein...

Dann öffne, in deiner Geschwindigkeit, ganz bewusst und als Entscheidung, die Beifahrertüre...

Spüre wieder in dich hinein... Bleib dabei in dem sicheren Gefühl...

... und nun...

... setz dich hinein. Was geschieht?"

„Ich sitze... Und ich muss mal nachsehen, wie ich mich fühle. Es sollte eigentlich alles sehr aufregend sein, dachte ich jedenfalls.

Hm, aber das ist es gar nicht. Ich kann hier ohne Schwierigkeiten sitzen. Gut, die Türe ist noch offen."

„Bist du soweit, sie zu schließen?"

„Ich denke schon, es sollte gehen."

„Okay, dann mach sie jetzt zu. Und?"

„Sie ist zu. Ich fasse es nicht, ich habe es wirklich getan. Der Fahrer sitzt schon drin und es ist ziemlich eng hier."

„Was würdest du jetzt normalerweise tun?", frage ich nach.

„Es gibt kein normalerweise, so weit wäre ich niemals gekommen und ich fühle mich immer noch wohl und sicher dabei. Ich glaube, wenn ich jemals so weit gekommen wäre, also rein hypothetisch gesprochen, dann müsste ich jetzt schnell meinen Sitz ganz nach hinten schieben."

„Dann versuchen wir jetzt genau das nicht zu tun, okay?"

„Ja, okay. Ich bleibe also einfach hier sitzen?"

„Ja, so bleiben und beobachten, wie frei und leicht alles ist. Wenn du wolltest, könntest du diese Veränderung sogar genießen."

„Es bleibt ruhig."

Wieder rinnen Tränen über ihr Gesicht. Doch diesmal sind es Tränen der Erleichterung.

„Es bleibt ruhig. Es ist vorbei. Kein Herzrasen, keine Panik, kein Stress."

„Ich bin so stolz auf dich Christiane, du warst unglaublich. Wollen wir noch einen letzten Schritt gehen?"

„Noch einen? Aber gut, du weißt sicher, was noch fehlt."

„Ich an deiner Stelle würde, um den Test abzuschließen, gerne noch versuchen, eine Runde mit dem Auto mitzufahren. Was meinst du?"

„Du hast recht, lass es uns zu Ende bringen."

„Bevor es losgeht, könntest du noch einmal überprüfen, was deine innere Stimme dir sagt oder ob du noch etwas anderes bräuchtest, um dich sicher zu fühlen und dann fahren wir."

„Ja, das ist gut. Ich habe auf mich und meine innere Stimme beim Einsteigen geachtet, es ist alles in Ordnung. Was ich jetzt noch machen sollte, ist eine Beziehung zum Fahrer aufzunehmen."

„Eine Beziehung?"

„Ja, ihm sagen zum Beispiel, wo er mich hinbringen soll oder dass er achtsam sein soll, da ich eine anstrengende Beifahrerin sein könnte."

„Okay, das ist super, dann bau jetzt diese Beziehung auf und mach alles nötige, damit du gut und sicher reisen kannst."

„Ich habe es ihm gesagt. Nun setzt sich das Fahrzeug in Bewegung... und..."

„Ja, und?"

„Ich bin sicher, ich habe alles getan, dass es gut wird. Mann, bin ich glücklich."

„Was ist es denn für ein Auto?"

„Keine Ahnung. Ein großes schwarzes, irgendeine Limousine eben."

„Gut, dann stellen wir uns jetzt noch vor, das Auto wäre kleiner, mit weniger Platz und Komfort, meine ich... zuerst ein Mittelklassewagen... Wie ist es?"

„Kein Unterschied", antwortet sie, wie aus der Pistole geschossen.

„Und jetzt etwas ganz Kleines, Schnuckeliges... Und?"

„Keine Veränderung!"

„Gut, dann bin ich durch mit meinem Teil. Sag mir, brauchst du noch etwas oder hast du das Gefühl, dass es das jetzt war? Also dass du in Autos einsteigen kannst oder dich in andere enge Räume begeben kannst, ohne Panik?"

Nach kurzer Überlegung sagt sie: „Das ist nun kein Problem mehr. Es ist vorbei. Gott sei Dank."

Die Klientin kommt nach einigen Wochen zurück in unsere Praxis, um den nächsten Entwicklungsschritt zu vollziehen, da sie bemerkte, dass unter allem noch etwas vollkommen anderes rumorte.

Besonders anzumerken ist von unserer Seite, dass Christiane

diesmal im Taxi vorne saß und super entspannt zum Termin erscheinen konnte.

Manchmal ist der Nutzen einer Symptombehandlung oder einer Behandlung des Auslösers schon so nützlich und zielführend, dass keine Weiterbehandlung nötig oder erwünscht ist, und auch das ist für uns in unserer Praxis vollkommen in Ordnung – zumindest solange es dem Klienten nach der Sitzung deutlich besser geht als vorher.

Schlusswort

Wir könnten noch so viele Geschichten von Menschen erzählen, die durch die Hypnosetherapie ihre Perspektive auf ihr Leid beziehungsweise ihren Konflikt wechseln konnten und oft dadurch positive Veränderungen, wenn nicht sogar Heilung erfahren haben. Eines haben wir im Kontakt mit den Menschen gelernt: Nichts ist so, wie es scheint. Und keine Sitzung gleicht einer anderen. Deshalb ist es so wichtig, kompetente Therapeuten auszubilden, für die die Begleitung der Hilfe suchenden Menschen eine Berufung, eine Herzensangelegenheit ist und die ihr Konzept flexibel an den Klienten anpassen können. Es ist wichtig Therapeuten auszubilden, die die Größe haben, ihr eigenes „Ego" nicht so wichtig zu nehmen, sich bewusst zu sein, dass sie nichts wissen, sondern alle Wahrheit ganz individuell aus dem Klienten selbst kommt.

Einer unserer Leitsprüche lautet:
„Die Realität sieht in Wirklichkeit ganz anders aus."
In diesem Sinne: Finden Sie heraus, wie Ihre Wirklichkeit aussieht, was für Sie wahr ist und leben Sie das Leben, das Ihrer Lebensmelodie entspricht!

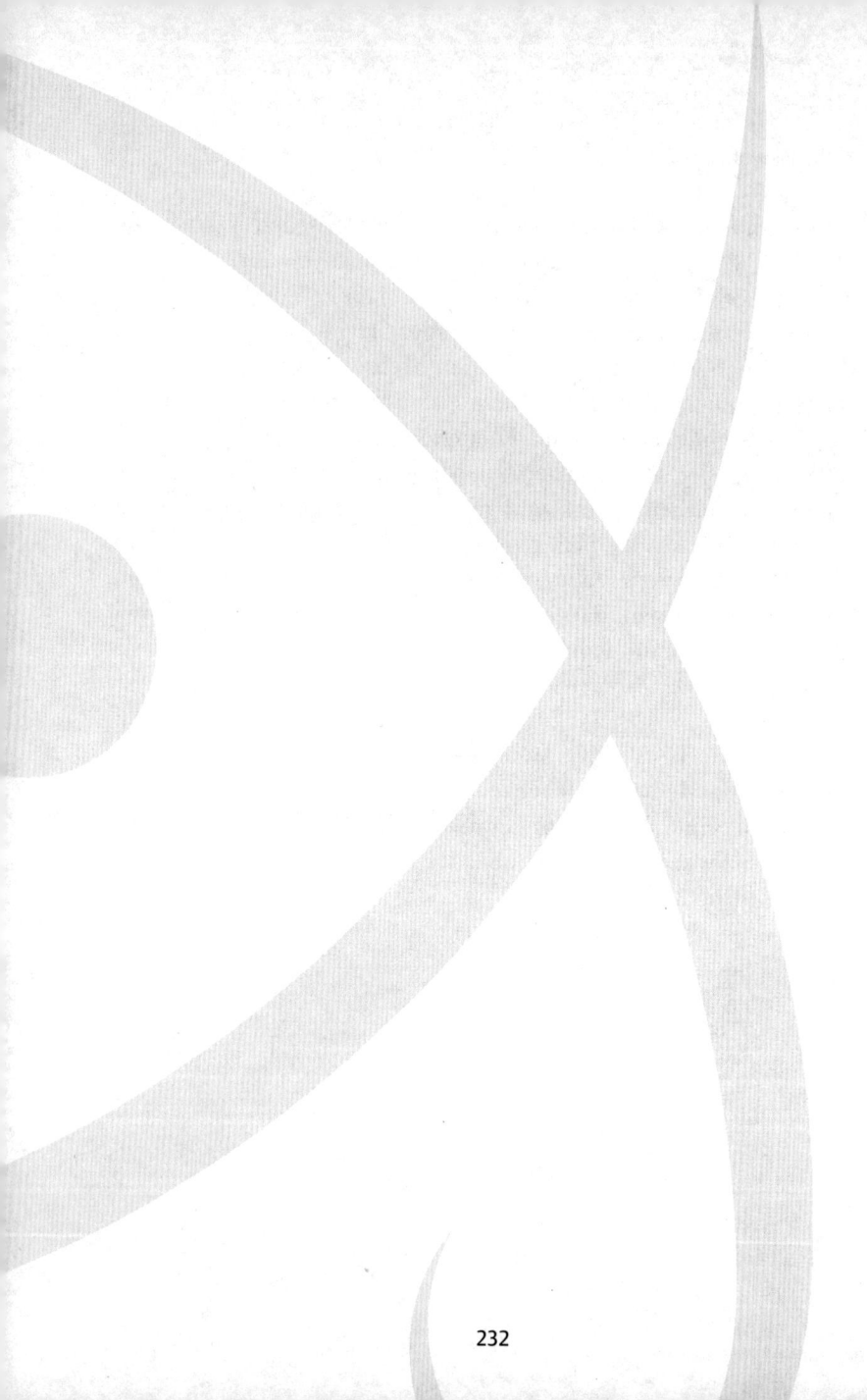

Danksagung

Bedanken möchten wir uns bei all unseren Klienten, insbesonders bei denen, deren Geschichten uns als Vorlage dienten. Danke für Euer Vertrauen und dafür, dass wir Euch einen Teil Eures Weges begleiten durften! Danke an unsere „Schüler", die uns immer wieder dazu motiviert haben, dieses Buch zu schreiben! Ganz besonderes bedanken wir uns bei Peter Sturtz, Franz Heuschneider, unserer Lektorin Birgit Weilguni und unseren Kindern Tamino, Lennart, Carina und Jonna für Eure Geduld mit uns!

Danke an Euch Leser! Wir wissen, dass auch Ihr einen Teil dazu beitragt, unsere Idee, die Welt ein klein wenig heller zu machen, Realität werden zu lassen.

Danke!

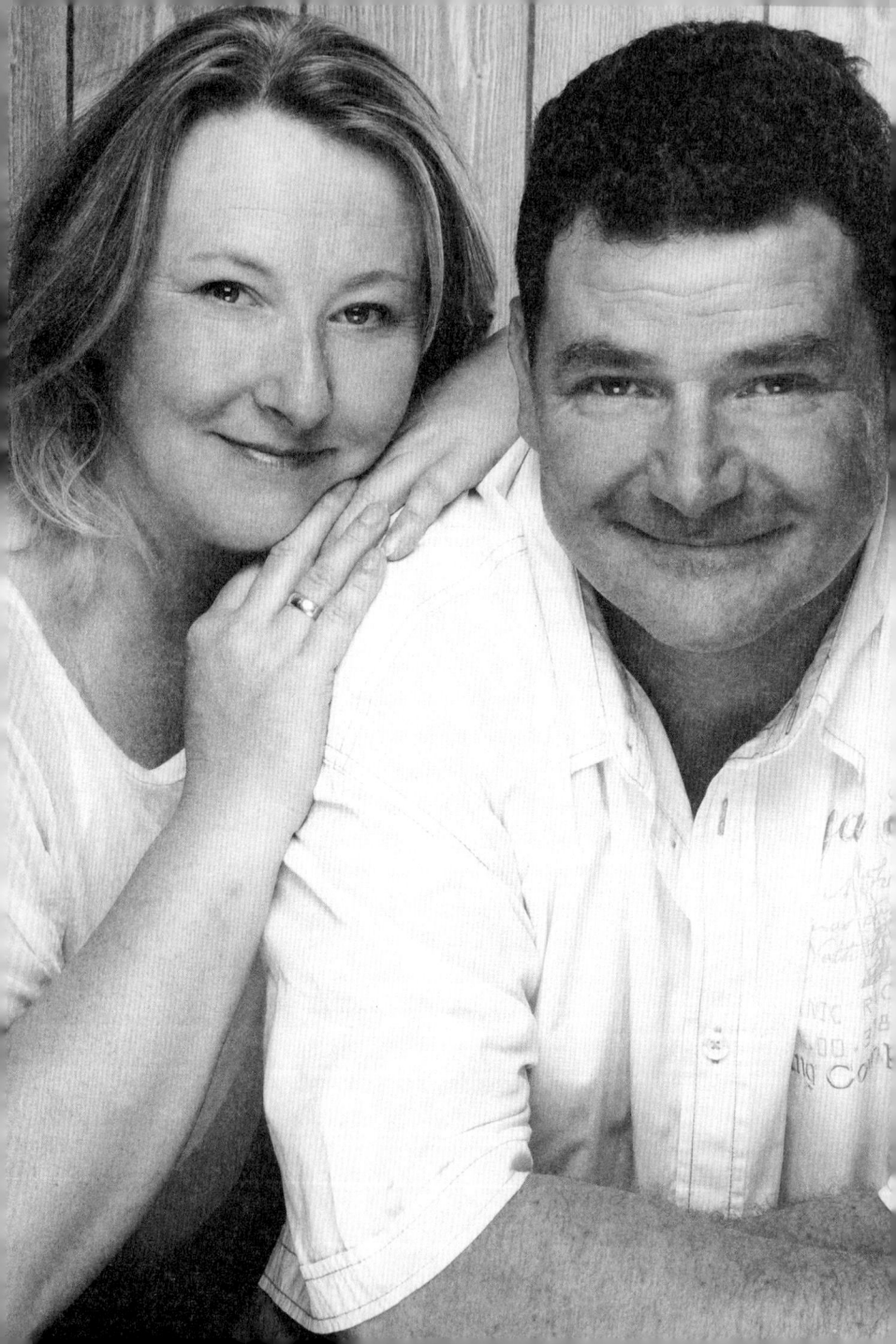

André und Heidi Maria Jordan entwickelten die erfolgreiche
Methode der intuitiven Hypnose und leiten gemeinsam die
IntuTrance - Academy of Hypnotic Arts®.

André, Jahrgang 1971 hat in seiner Karriere als Dozent seit
2008 über 1600 Hypnosetherapeuten ausgebildet.
Heidi Maria, geboren 1974, hat in ihrem Beruf als examinierte
Krankenschwester und ehemalige Unternehmensberaterin in
Wirtschafts-und Finanzplanung viel Erfahrungen gesammelt.
Unabhängig voneinander studierten sie an der Fernuniversität
Hagen Psychologie. Beide arbeiten heute als Heilpraktiker für
Psychotherapie in gemeinsamer Praxis mit den Schwerpunkten
Psychoonkologische Begleitung, Traumatherapie und intuitive
Hypnose in Diedorf.

TROTZdem LEBEN

mit Krebs und anderen Erkrankungen

Das Hörbuch von den Autoren
Andre´und Heidi Jordan.
Gesprochen von André Jordan

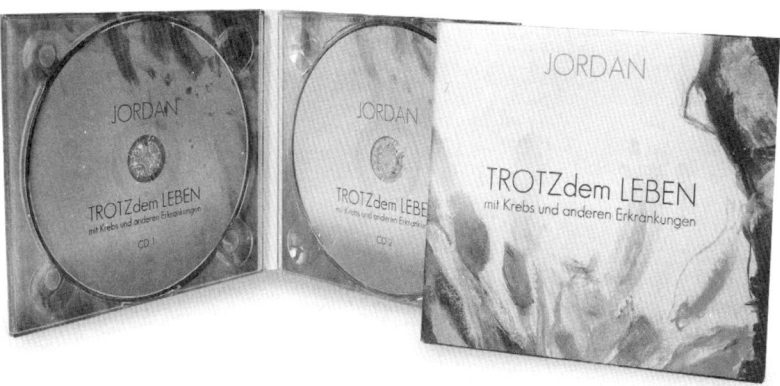

CD 1
1. Der Kraftort und dein Innerer Helfer
2. Die Baummeditation
3. Glaubenssätze aufspüren
4. Lösen von schadhaften Verbindungen

CD 2
5. Der Stein
6. Das Ruderboot
7. Heilmeditation
8. Freudeliste

Kosten der Audio Doppel-CD: 14,95€

Auch bei amazon und
audible als Download verfügbar!

Sie können die Doppel-CD „TROTZdem LEBEN" auch
telefonisch unter +49 8238 5082940 bestellen oder Sie
schicken uns ein E-Mail: info@jordan-hypnose.de

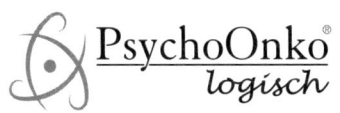

PsychoOnko®
logisch